箸の文化に適応した、前歯で嚙み切れる

保険総義歯のススメ

河原英雄 [歯科医師]
松岡金次 [歯科技工士]
河原昌二 [歯科医師]
須呂剛士 [歯科医師]
河原太郎 [歯科医師]

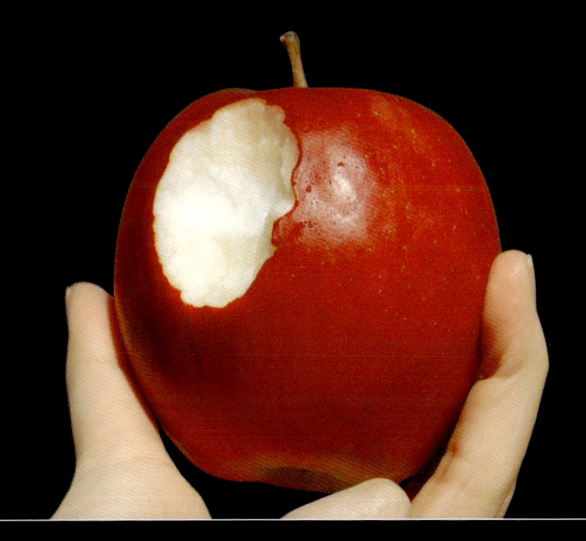

クインテッセンス出版株式会社 2013

QUINTESSENCE PUBLISHING

Berlin | Chicago | Tokyo
Barcelona | London | Milan | Mexico City | Moscow | Paris | Prague | Seoul | Warsaw
Beijing | Istanbul | Sao Paulo | Zagreb

はじめに

　超高齢社会を迎えた昨今、医科歯科連携の時代が始まりました。患者さんにとっては朗報です。日本における無歯顎患者は、約800万人です(平成23年度歯科疾患実態調査より算出)。

　ところで、高齢者の生きる喜びを支えるのは、「おいしく食べること」「語らうこと」以外にはないといっても過言ではありませんが、われわれ歯科医療従事者は、高齢者が満足する医療を十分提供しているでしょうか。保険診療で快適に機能する総義歯を提供することはわれわれ歯科医師の義務です。そして歯科医療の本当の価値をなお一層国民に広く知ってもらうことは、これからの歯科界の課題だと思い、今回、浅学非才な筆者らが、保険診療内の材料とテクニックで十分機能する総義歯を製作するための「手引き」を刊行いたしました。

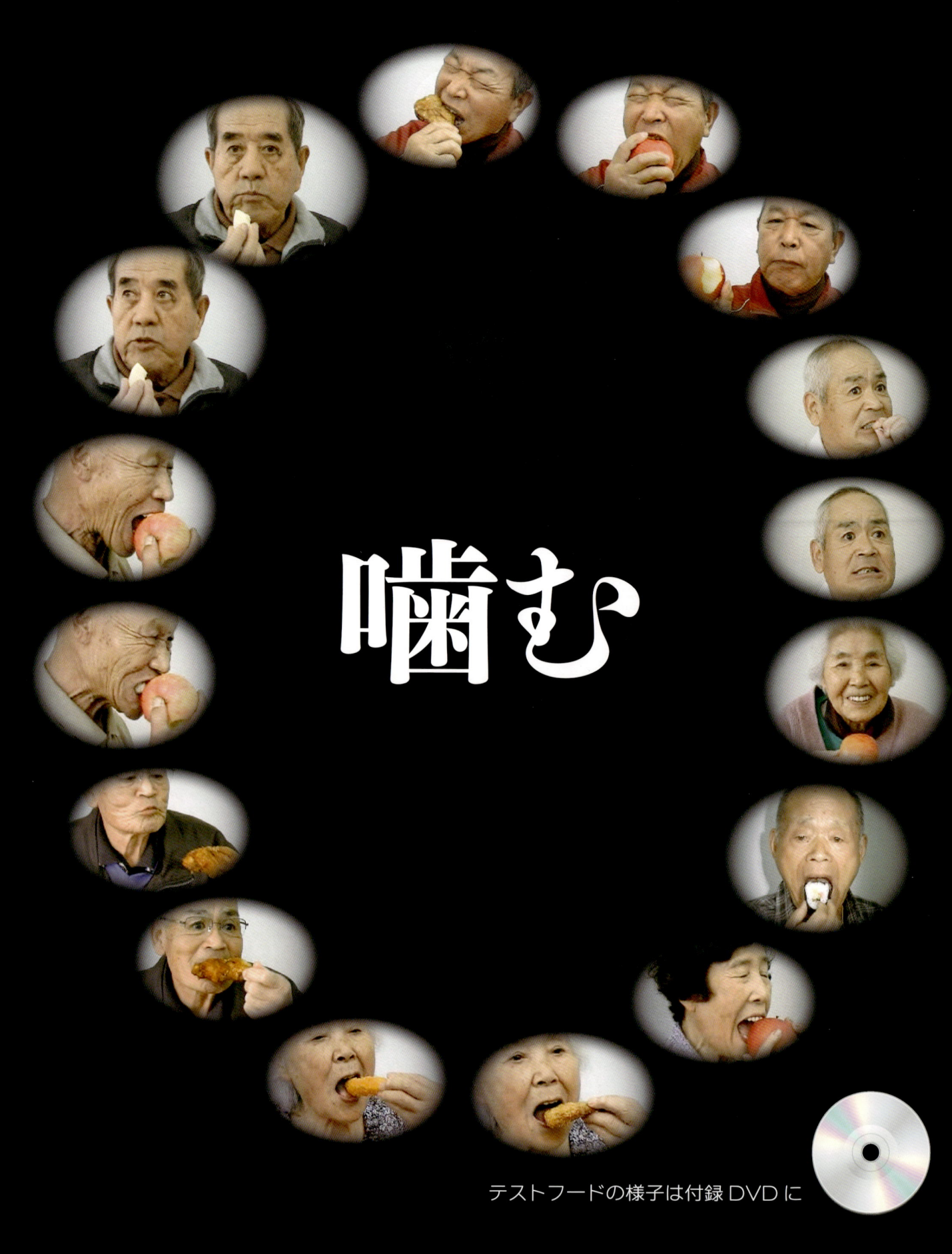

テストフードの様子は付録DVDに

噛む

テストフードの様子は付録DVDに

「寝たきりゼロ戦略検討会」(長崎県)での、ある医師の問いかけ

「歯科は歯を治せばそれで終わりと思っていませんか。義歯を入れた患者に対して、使い方、噛み方、話すときの口の動かし方などについて、最後まで責任をもってかかわっていますか?」

『命の入り口 心の出口』西日本新聞社「食 くらし取材班」著、西日本新聞社刊より抜粋

目次

1 印象採得

1-1 上顎の印象採得のポイント ……………………………… 08

1-2 下顎の印象採得のポイント ……………………………… 09

1-3 製作された作業用模型 ……………………………… 09

2 咬合採得

2-1 チェアサイドにて、ろう堤の製作 ……………………… 10

2-2 ろう堤を用いた咬合採得 ……………………………… 10

2-3 咬合採得のポイント ……………………………… 11

3 咬合器付着―人工歯排列―咬合状態の診査

3-1 排列時の咬合器の基本設定 ……………………………… 13

3-2 咬合器付着 ……………………………… 14

4 ろう義歯の試適とチェックバイト―咬合器付着―再排列

4-1 ろう義歯を用いたチェックバイト …………………… 24

4-2 ろう義歯の咬合器付着 …………………………………… 25

4-3 ろう義歯の診査・修正・再排列 ………………………… 25

5 レジン重合―チェックバイト―咬合器付着

5-1 レジン重合後の義歯 ……………………………………… 26

5-2 レジン重合された義歯のチェックバイト ……………… 27

5-3 レジン重合された義歯の咬合器付着 …………………… 28

6 咬合調整―義歯の完成

6-1 咬合調整の実際

①中心位の咬合調整（MUDL の法則） ………………… 30

②側方運動時の咬合調整（BULL の法則、LU or BL） 32

③前方運動時の咬合調整 …………………………………… 38

6-2 両側性平衡咬合（フルバランスドオクルージョン）が
付与された最終完成義歯 ……………………………… 47

参考文献／50

付録 DVD 収録内容／咬合採得、人工歯排列、咬合調整、本症例のテストフードの様子、テストフードの様子

1 印象採得

印象採得の方法は多種多様であるが、本項では、保険診療で可能な、最大公約数的な印象採得法を紹介する。

重要なポイントは、混水比の調整、印象材硬化までのトレーの保持、石こう注入時の変形防止である。特に混水比については、筆者の場合、上顎は通常の混水比でアルジネート印象材を練和するが、下顎は通常よりも水を20％増やして練和している。

1-1 上顎の印象採得のポイント

トレーを選択する基準は、「変形しない」ことである。

また、辺縁封鎖を期待して軟口蓋を軽く圧迫するために、トレー後縁にユーティリティワックスを設置する。

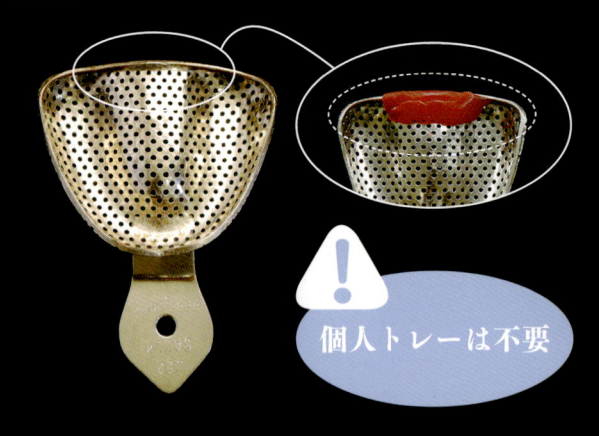

口腔内にアーラインを印記する。アーラインとは、患者さんに「アー」と発音してもらった時に、振動する部分（軟口蓋）とそうでない部分（硬口蓋）の境界線のことで、床後縁決定の目安となる。

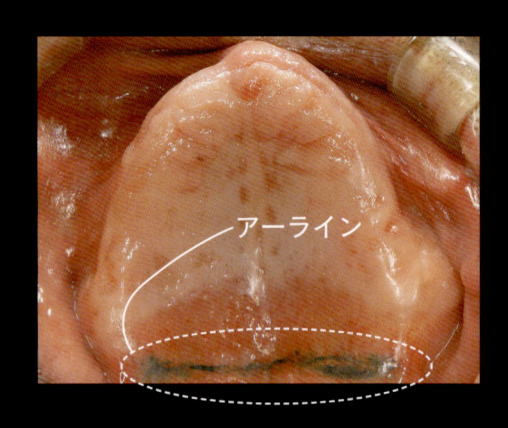

個人トレーは不要

アーライン

アルジネート印象材を通常の混水比で練和してトレーに盛り、ハイドロコロイドシリンジタイプを齦頬移行部と口蓋正中部に注入した後、すみやかに連合印象を行う。術者が硬化までトレーを保持しておくことが大切。

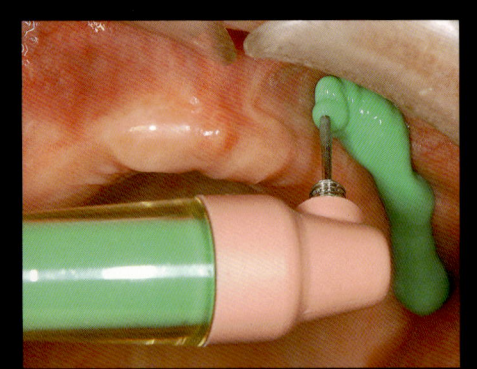

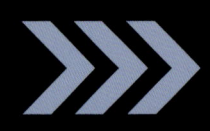

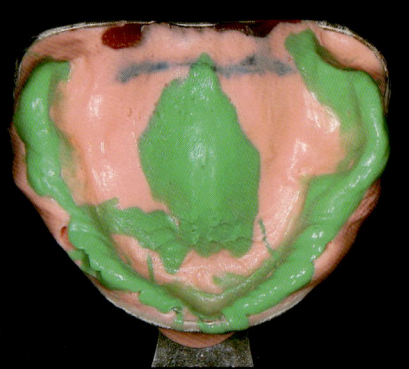

1-2 下顎の印象採得のポイント

下顎においても「変形しない」トレーを使用する。

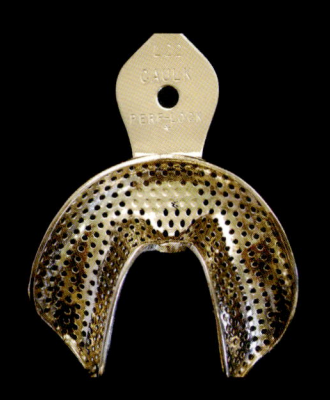

下顎の印象採得は2ステップで行う

①少量のアルジネート印象材で舌側と歯槽頂を軽くタッチする程度の印象採得を行う。

②次に水20%増のアルジネート印象材をその上に盛り、ダブル印象を行う。頬側は印象材の流動性を利用し、圧迫しないこと。

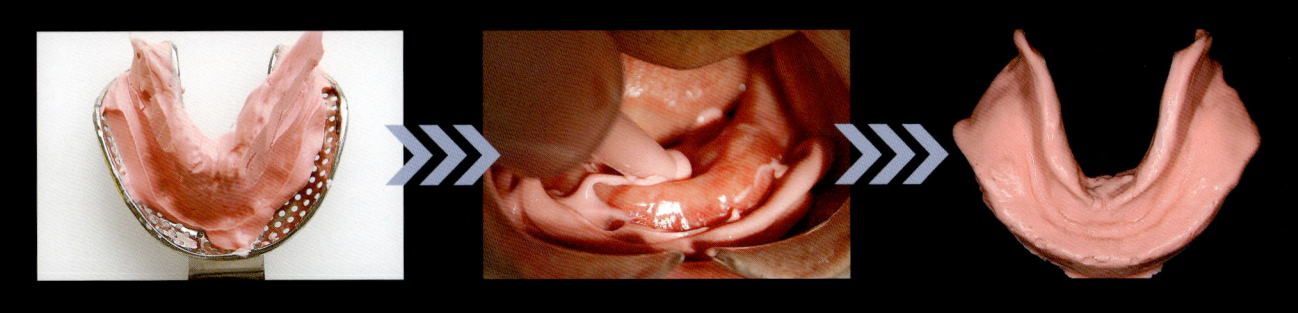

1-3 製作された作業用模型

　作業用模型の変形を避けるために、石こうが確実に硬化するまで湿箱の中に保管し、途中で絶対にはずさないこと。
　また、石こうが硬化した後に模型の基底部分を製作する。印象に石こうを注入すると同時に、ひっくり返して石こう泥の上に置かないようにする。

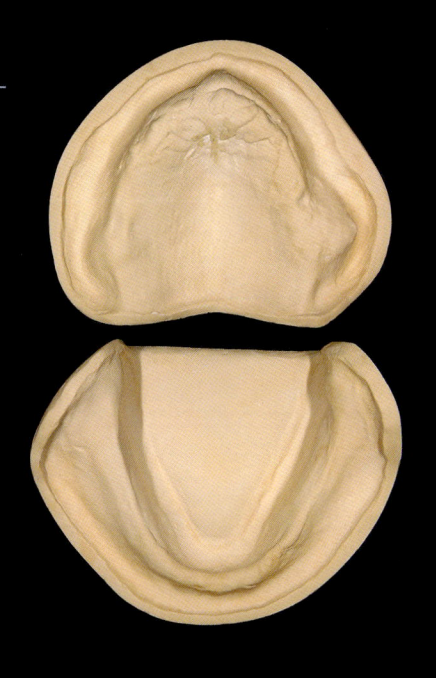

1 印象採得

2 咬合採得

　咬合採得では、上顎ろう堤を患者さんの顔を見ながら製作する。顔を見ながらとは、その患者さんが元々もっていた歯列をイメージしたり、新しく審美的な顔貌を創造することである。このステップは術者に審美的な感覚が要求され、総義歯製作の生命線でもある。

　さらに、舌房を想定しながらろう堤の調整を行うことが大切で、舌房を阻害した義歯では患者さんの満足は絶対に得られない。

　また、審美的に違和感がないものであれば、旧義歯を参考にする。

2-1 チェアサイドにて、ろう堤の製作

審美的に違和感がないものであれば、旧義歯を参考にしてろう堤を製作していく。

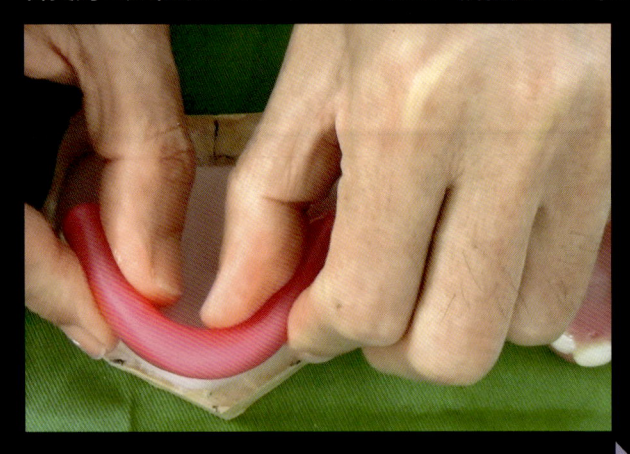

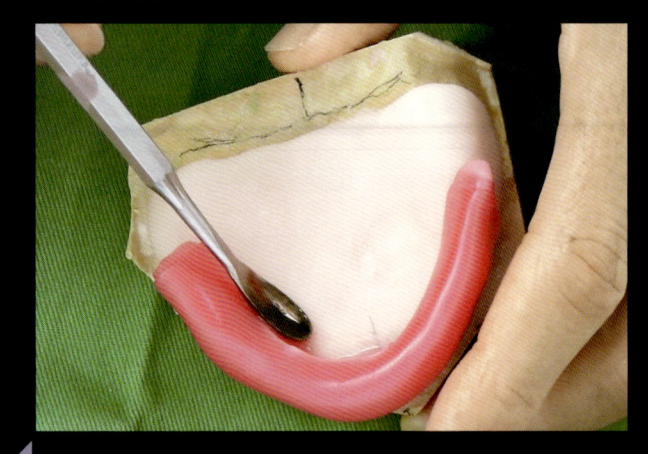

2-2 ろう堤を用いた咬合採得

咬合採得の実際は、付録 DVD を参照していただきたい。

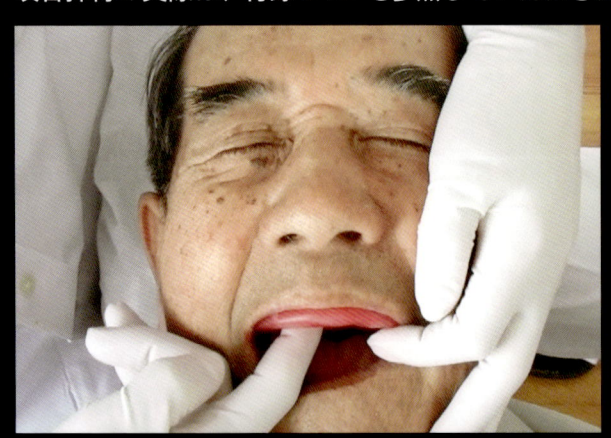

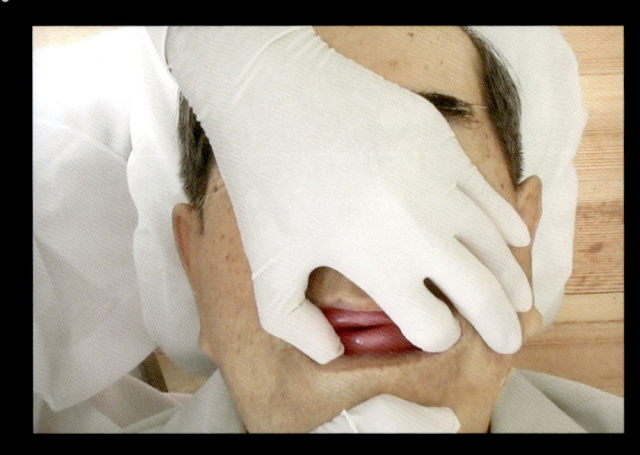

付録DVDに
動画を収録!!

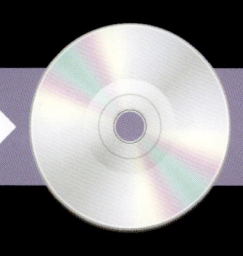

2-3 咬合採得のポイント

　咬合平面は、基本的には鼻聴道線を参考にするが、あくまでも上顎前歯と口唇の関係を優先する(つまり審美性を優先して咬合平面を決定している)。

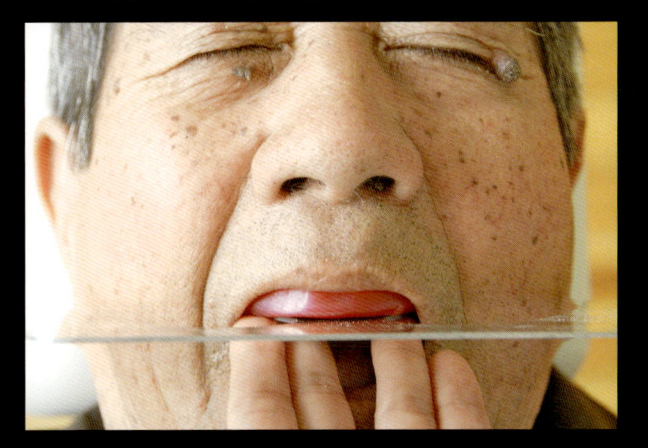

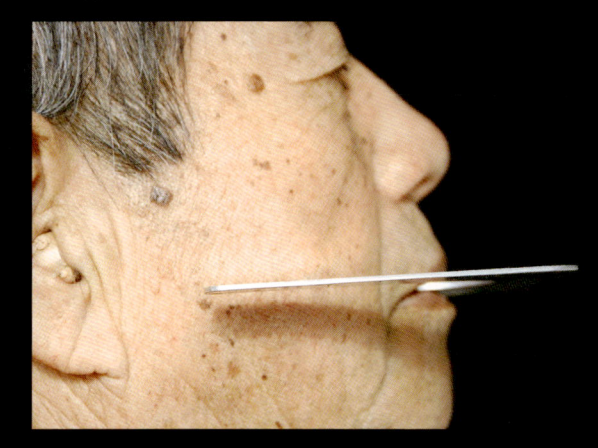

　咬合高径は、瞳孔‐口裂間距離と鼻下‐オトガイ間距離が一致するというWillis法に準じている。

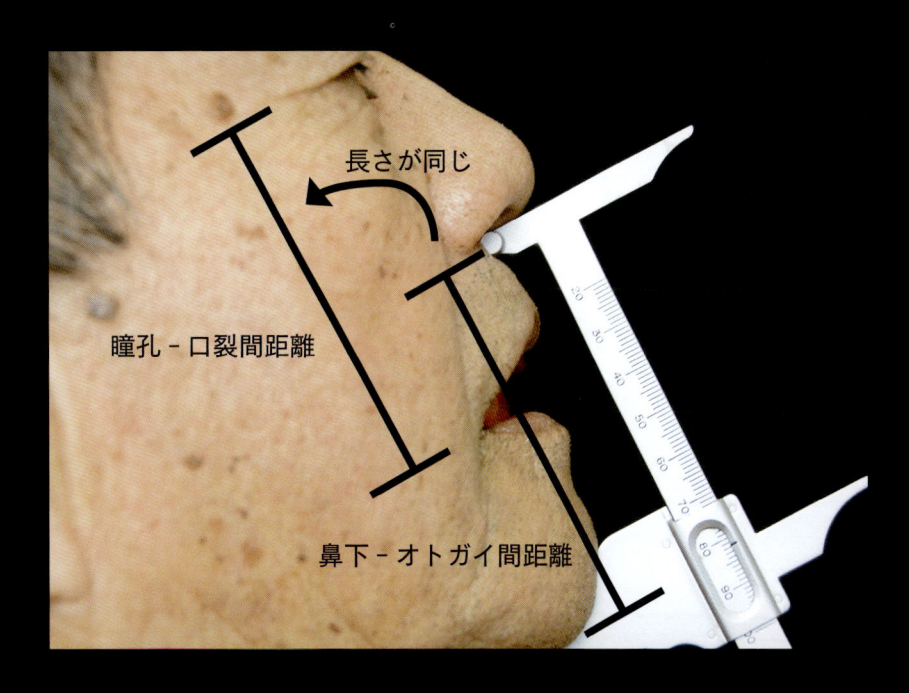

長さが同じ

瞳孔‐口裂間距離

鼻下‐オトガイ間距離

11

3 咬合器付着―人工歯排列―咬合状態

　ここから人工歯排列を行う。人工歯は主にA2（色調）、O型（形態）を使用して、中切歯を強調した排列（ビーバー排列）を行っている。これは「患者がより若々しく見える」ように考慮した結果である。

　本義歯は前噛みが可能な両側性平衡咬合（バランスドオクルージョン）を付与する。その排列の要点は左下図になる。

顔を見ながらチェアサイドにて製作されたろう堤

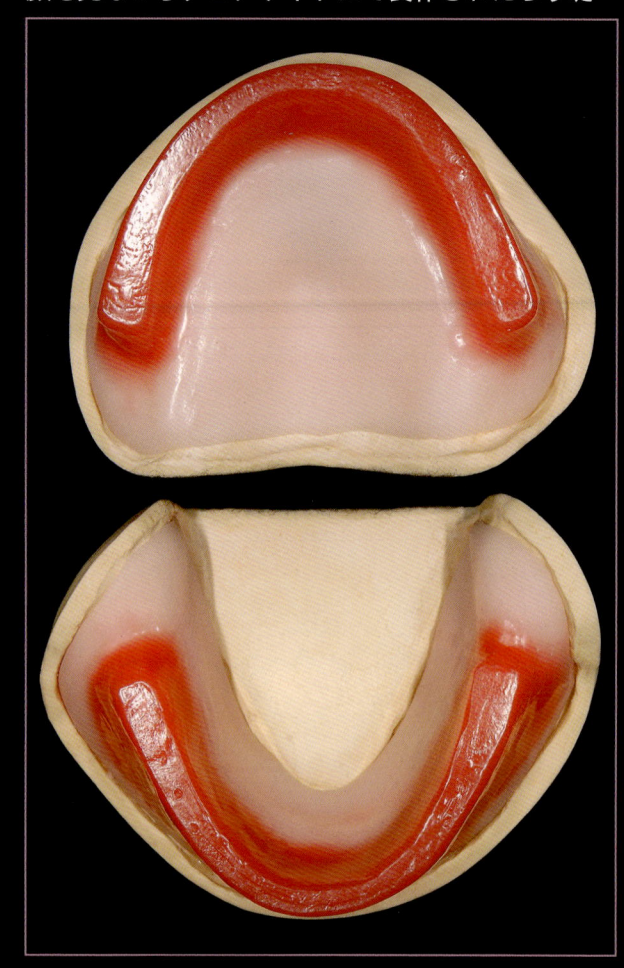

両側性平衡咬合を付与するための人工歯排列の要点

① 咬合関係は1歯対2歯またはそれに近似するように排列
② 上下前歯のバイトは深くしない
③ 調節彎曲の付与
④ Bonwillの三点接触咬合理論による平衡咬合の付与
⑤ 前方運動時の平衡咬合の付与

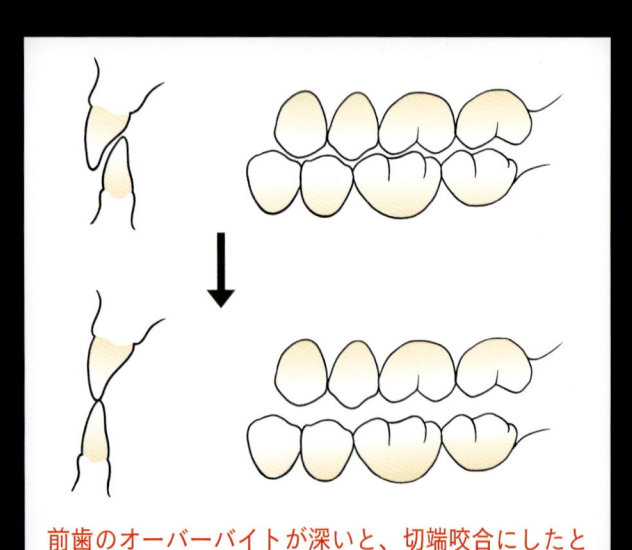

前歯のオーバーバイトが深いと、切端咬合にしたとき、臼歯の離開量が大きくなってしまう

　前歯のオーバーバイト（上下的な被蓋）が深い場合、切端咬合にすると臼歯離開量が極端に大きくなり、バランスドオクルージョンが付与できない。
　以下に述べる本法の排列を行うと、必然的に前歯の被蓋が小さくなり、上下臼歯の接触（フルバランスドオクルージョン）が得られやすい。

の診査

付録DVDに動画を収録!!

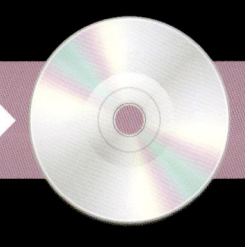

3-1 排列時の咬合器の基本設定

本総義歯製作法で使用する「スペーシー咬合器 スマート」(YDM)。

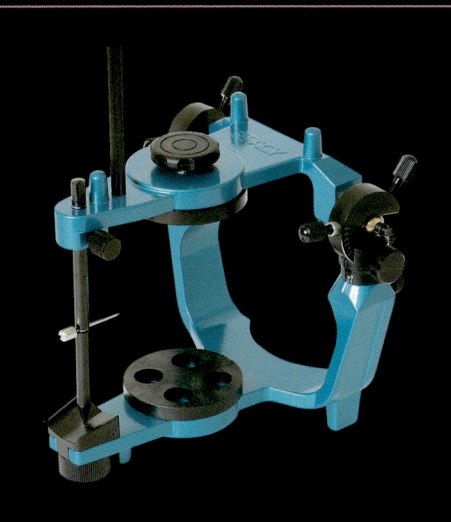

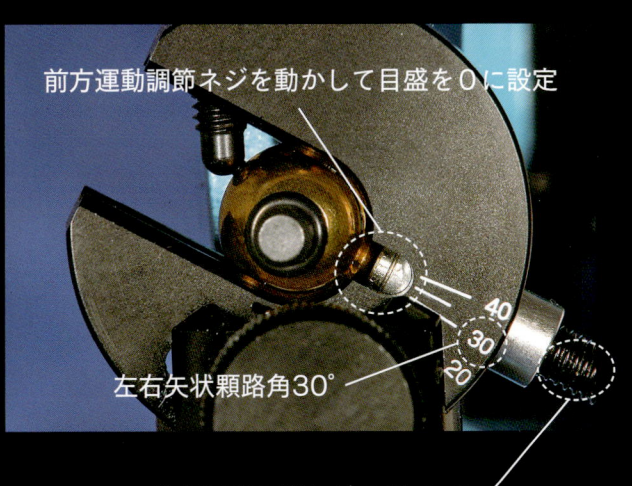

前方運動調節ネジを動かして目盛を0に設定

左右矢状顆路角30°

前方運動調節ネジ(調節ネジ)

側方顆路角7.5°

　前方運動調節ネジ(以後、調節ネジ)を0mmに設定し、左右矢状顆路角を30°、側方顆路角を7.5°に固定しておく。
　この2つの顆路角だけは、最後まで動かさない。

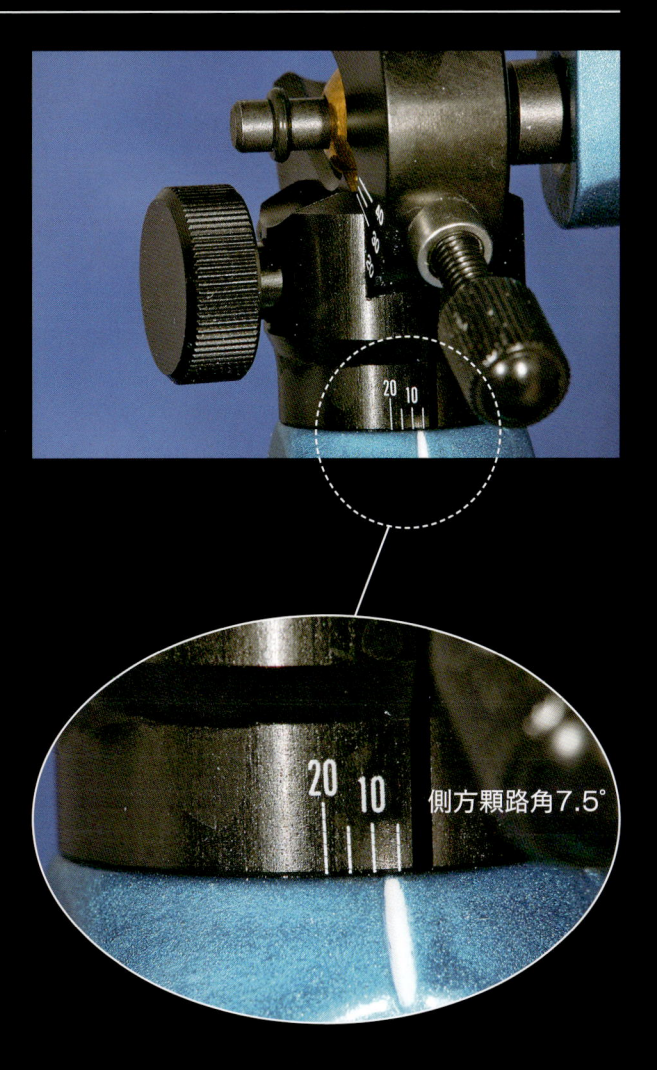

3 咬合器付着―人工歯排列―咬合状態の診査

13

フェイスボウを使用しないため、咬合平面板（YDM、別売）を用いて上顎模型を咬合器に付着する。

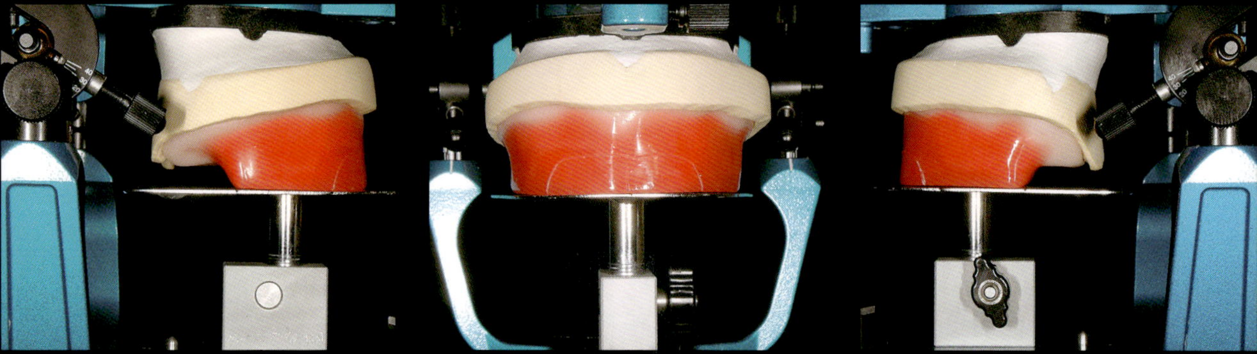

下顎模型も、通法により咬合器に付着する。

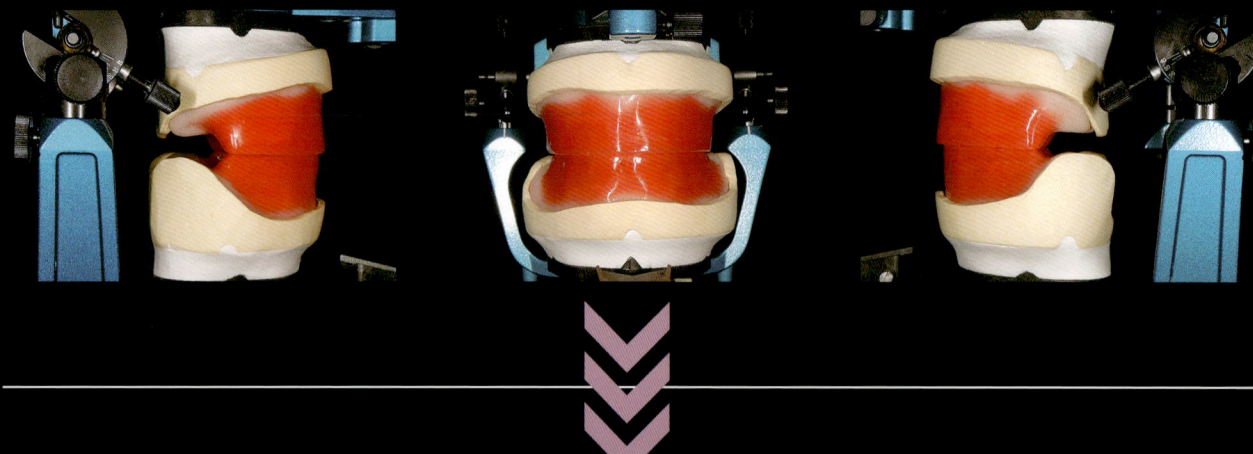

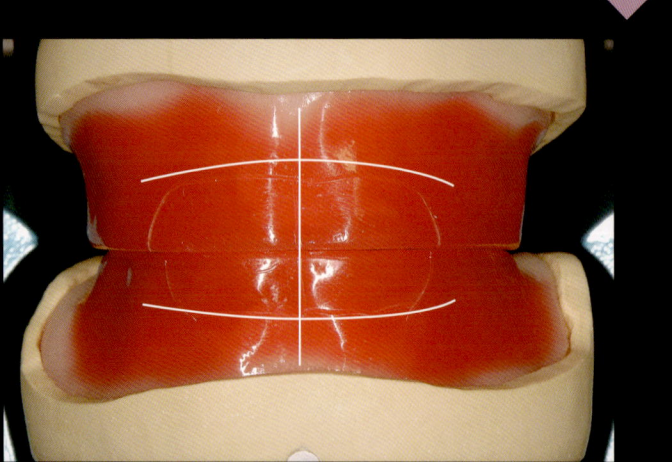

咬合採得時に正中線と歯頸ラインを記入しておく。

3-3 人工歯排列のステップ

1 上顎中切歯排列

上顎中切歯を捻転して強調した排列（ビーバー排列）を行う。
ただし歯根の方向をイメージして、歯根同士が接触しないように配慮することは重要である。

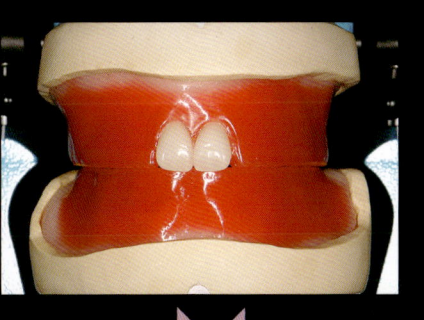

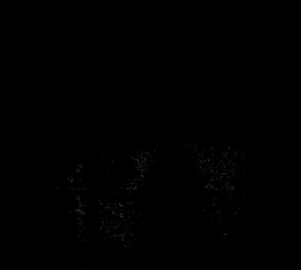

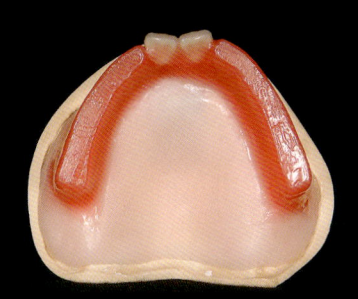

2 上顎6前歯排列

ろう堤の豊隆・咬合平面・正中線・歯頸ラインに沿って上顎6前歯を排列する。

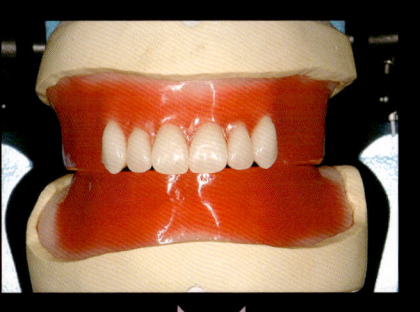

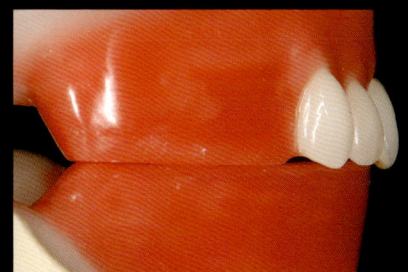

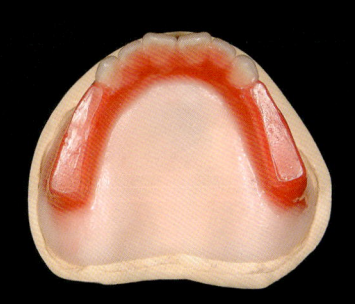

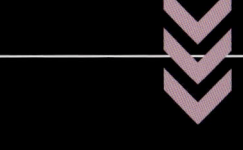

3 上顎臼歯排列

咬頭傾斜角が20°の人工歯を使用。前歯から小臼歯まではフラットな排列にし、大臼歯には調節彎曲を与える。

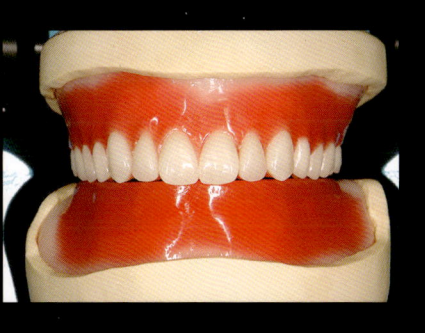

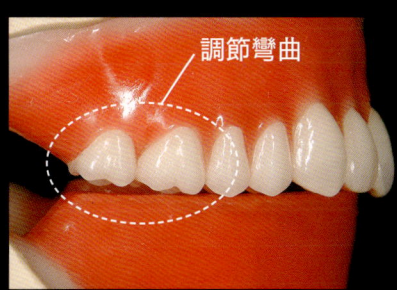

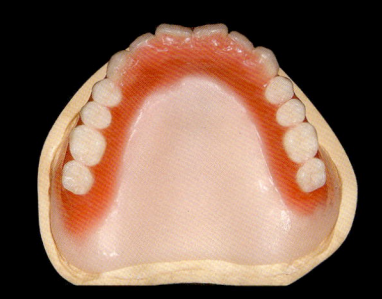

調節彎曲

3 咬合器付着―人工歯排列―咬合状態の診査

4 下顎第一大臼歯排列

下顎は両側の第一大臼歯から排列する。咬合関係は1歯対2歯、またはそれに近似するように配慮する。

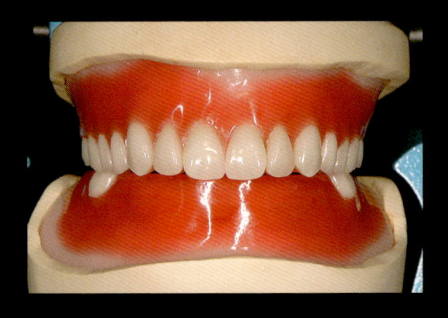

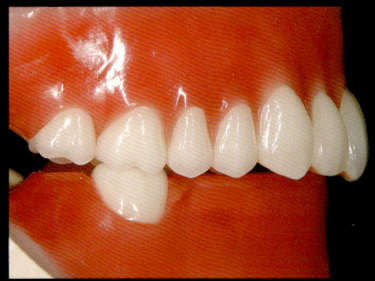

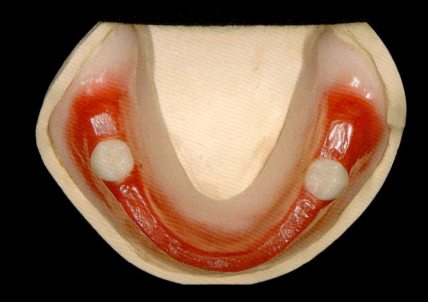

5 下顎臼歯部排列

つぎに、両側下顎第二小臼歯→両側下顎第一小臼歯→両側下顎第二大臼歯の順に排列する。

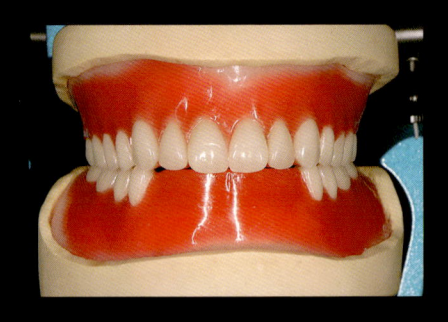

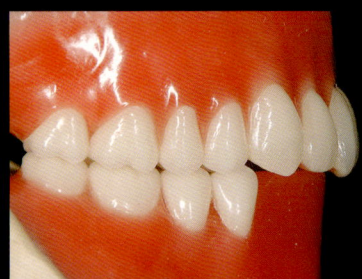

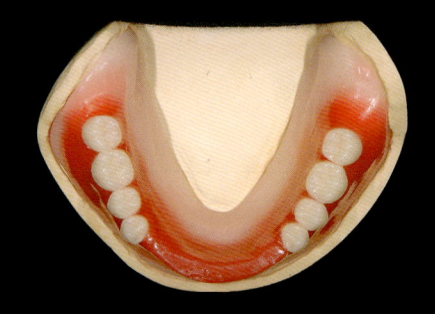

6 下顎前歯部排列

通常、調節ネジを3mm動かして切端位にし、下顎6前歯を排列する。これは前方運動時の平衡咬合(バランスドオクルージョン)を容易に獲得するためである。

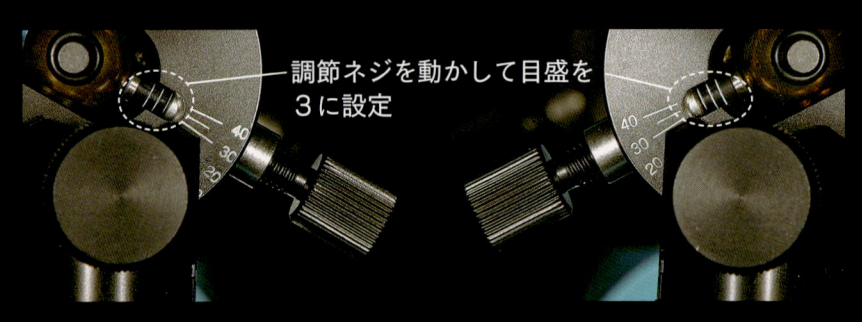

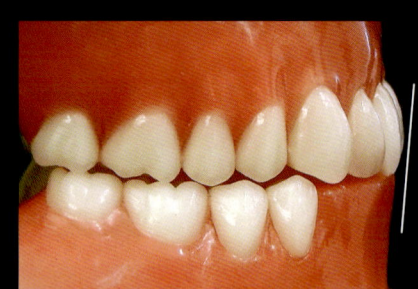

調節ネジを動かして目盛を3に設定

7 切端位での排列時

切端位での下顎前歯排列終了時。

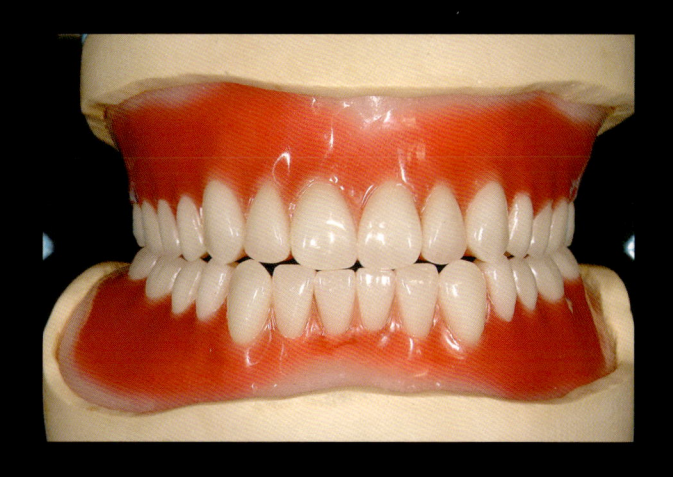

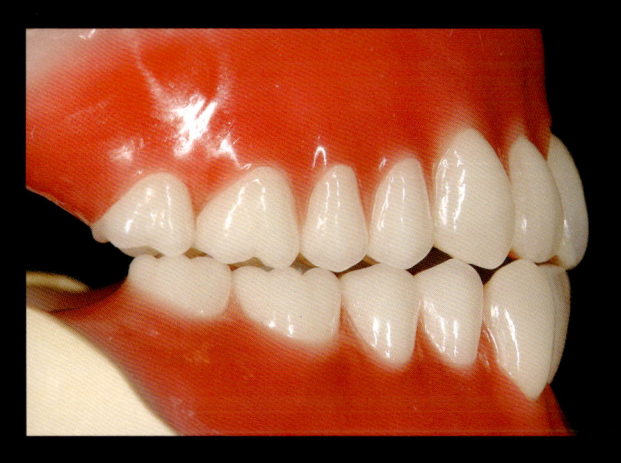

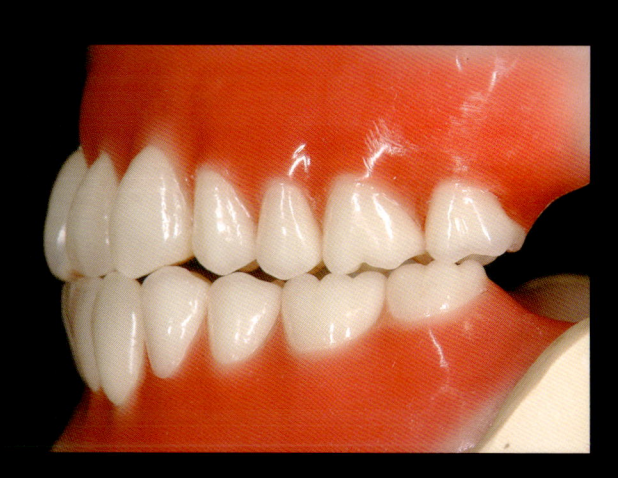

3 咬合器付着―人工歯排列―咬合状態の診査

3-4 咬合状態の診査・修正

ここで、咬合状態の診査・修正を行うが、
その前におさえておきたい前方運動時に前噛みするための3つの条件は以下である

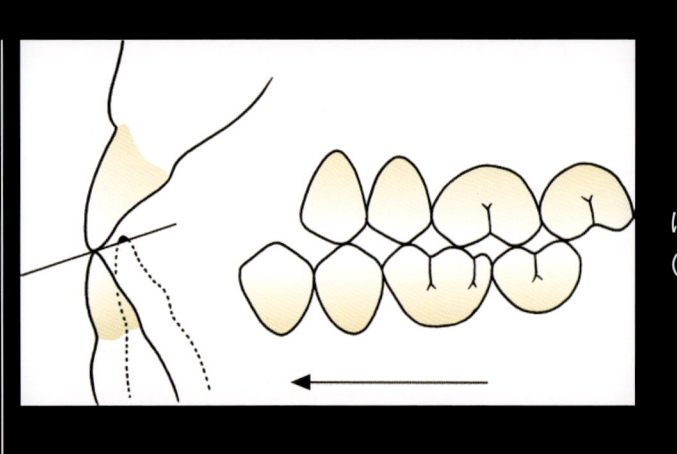

| 条件1 | フルバランスドオクルージョンでは、前方運動時も臼歯が離開しない（参考文献4より引用）。 |

| 条件2 | 前方運動時、両側の第二大臼歯でバランスをとるように排列する。 |

| 条件3 | 調節彎曲を付与しているので、前方運動時も臼歯が離開しない。前歯で噛むためにはこれが非常に重要になる。 |

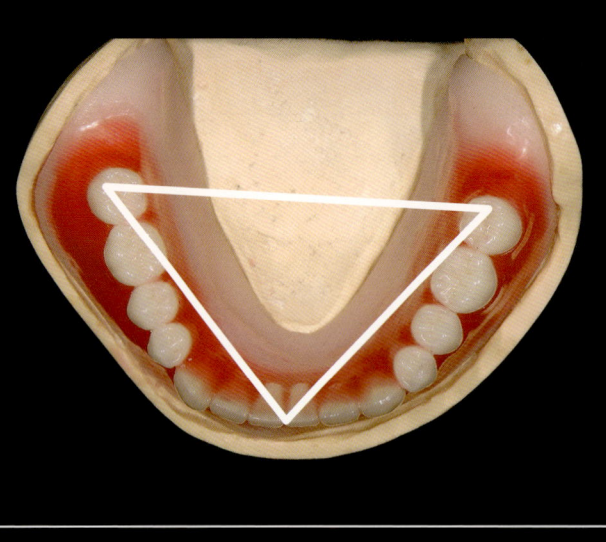

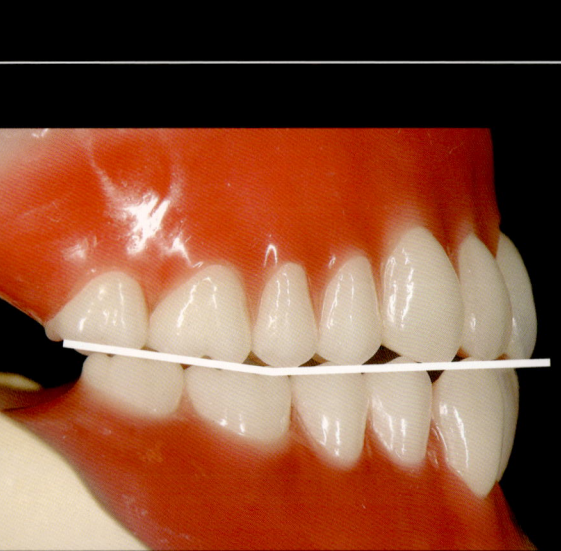

1 前方運動時の診査

調節ネジを1mm動かすと下顎が切端から1mm後退するため、その位置での咬合状態を診査・修正する。1mmずつ調整を行うことで、前方運動時における平衡咬合が獲得できる。

切端から1mm後退位（ネジ目盛が2mm）での調整

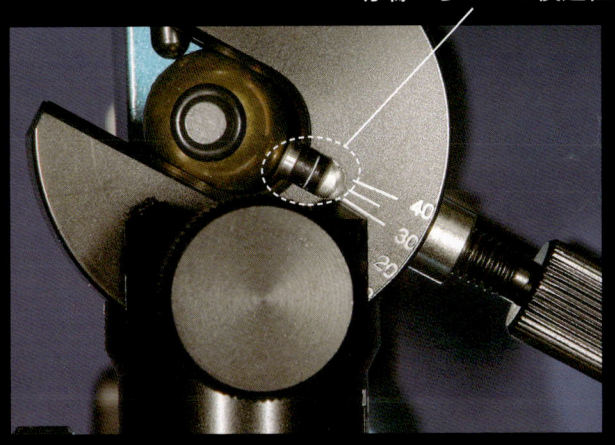

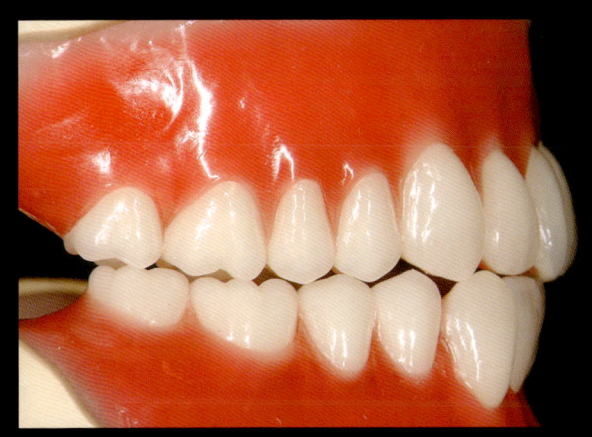

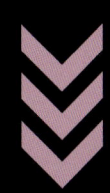

切端から2mm後退位（ネジ目盛が1mm）での調整

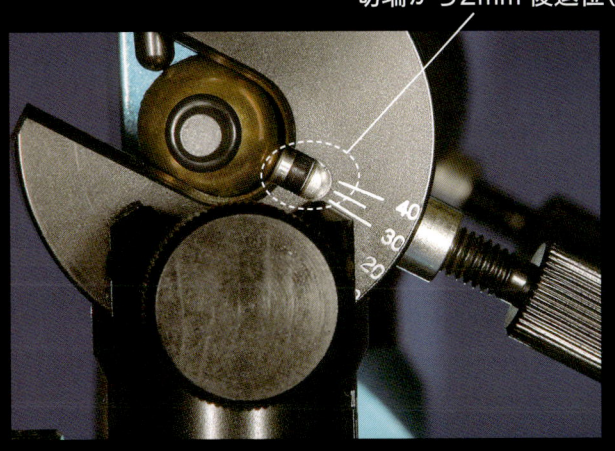

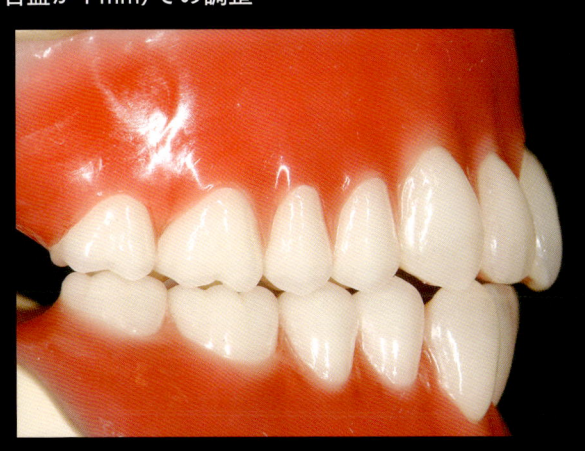

3 咬合器付着―人工歯排列―咬合状態の診査

2 右側方運動時の診査

右の調節ネジを0mmに固定し、左の調節ネジを動かしながら右側上下臼歯の頬側咬頭頂がお互いに接触するまで偏心運動を行う。

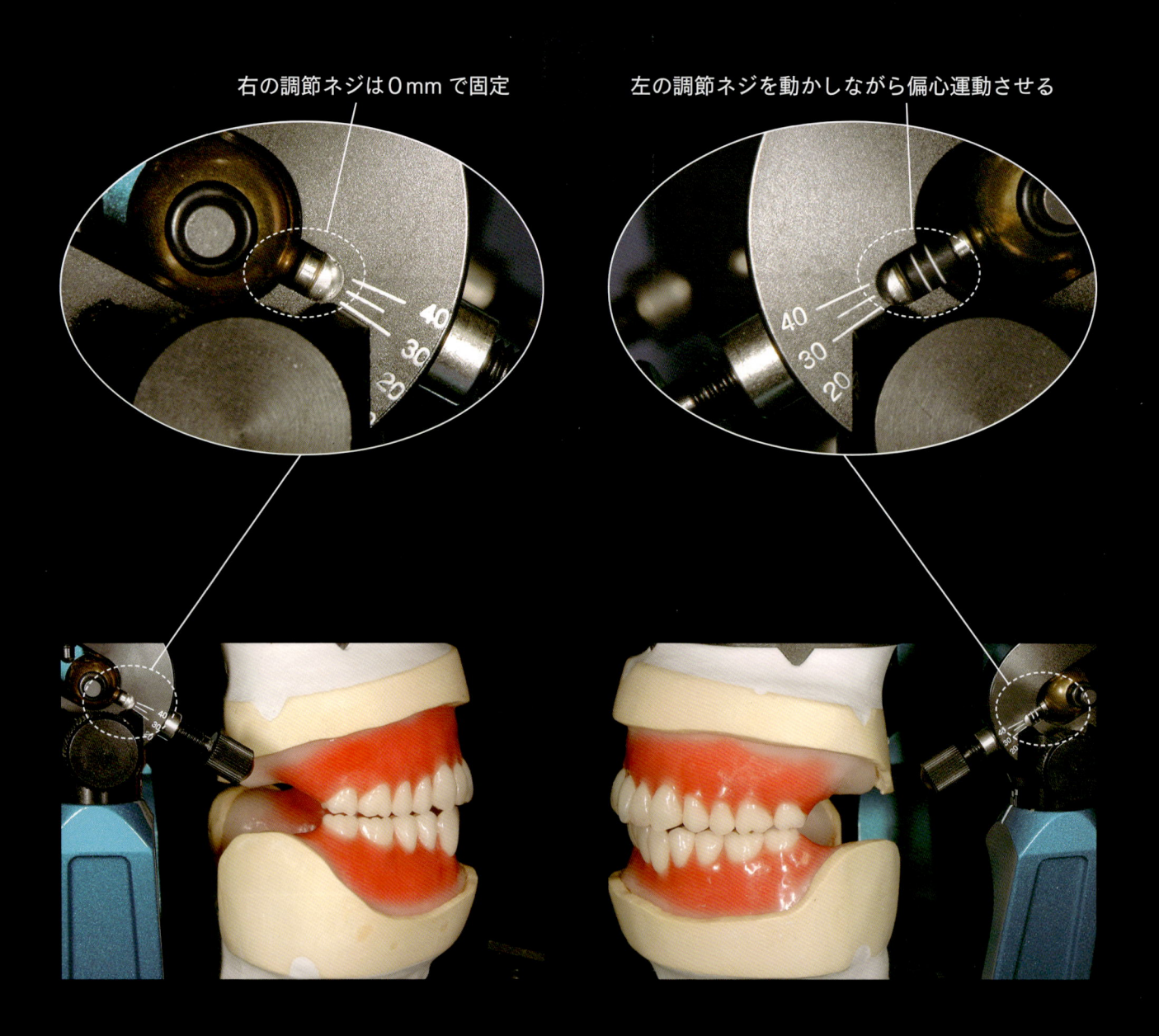

右の調節ネジは0mmで固定

左の調節ネジを動かしながら偏心運動させる

右側：作業側

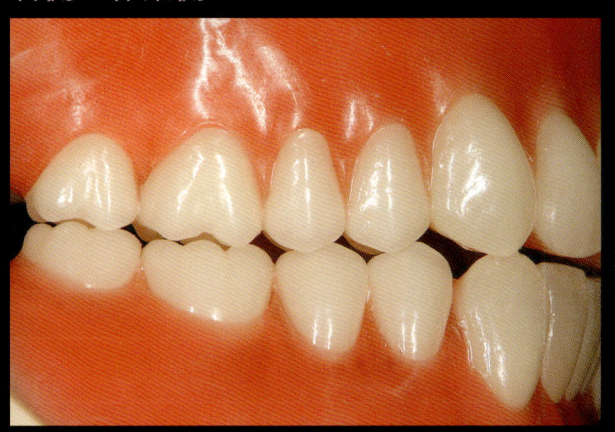

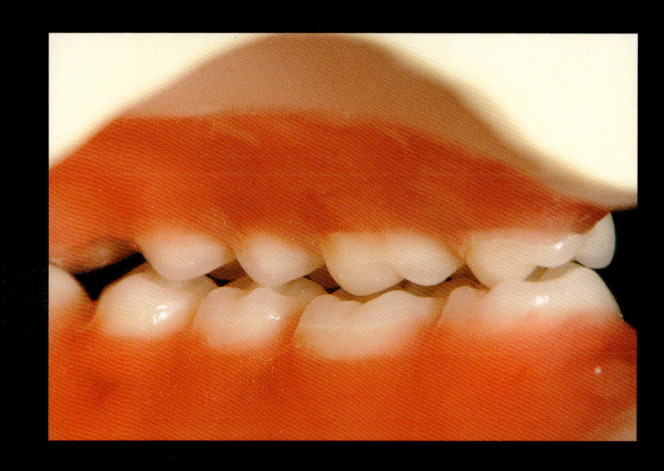

左側：平衡側

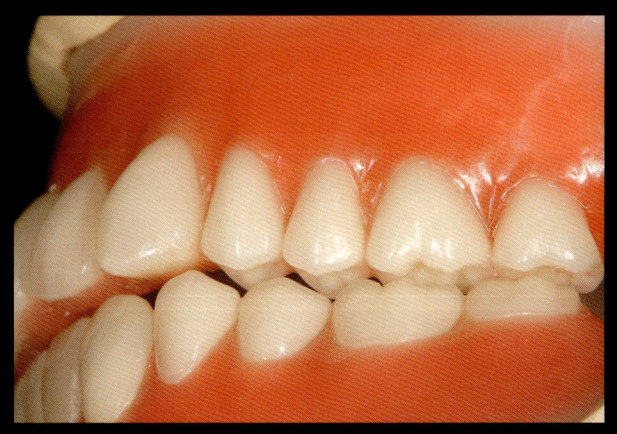

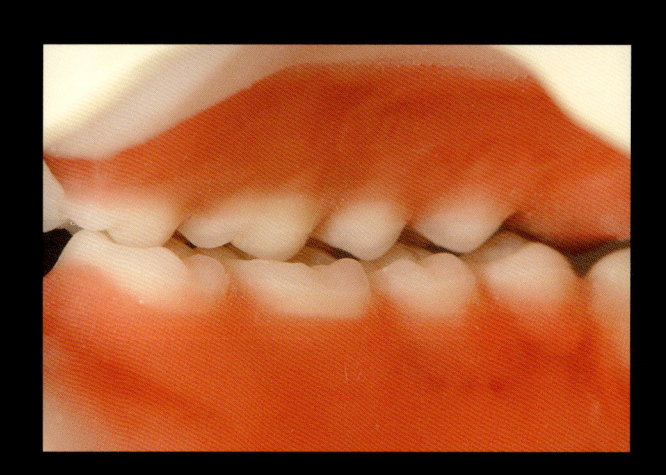

　右側の作業側では上下臼歯の頬側咬頭頂がお互いに接触し、左側の平衡側では上顎大臼歯舌側咬頭内斜面と下顎大臼歯頬側咬頭内斜面が接触することを確認する（Bonwillの3点接触咬合理論）。

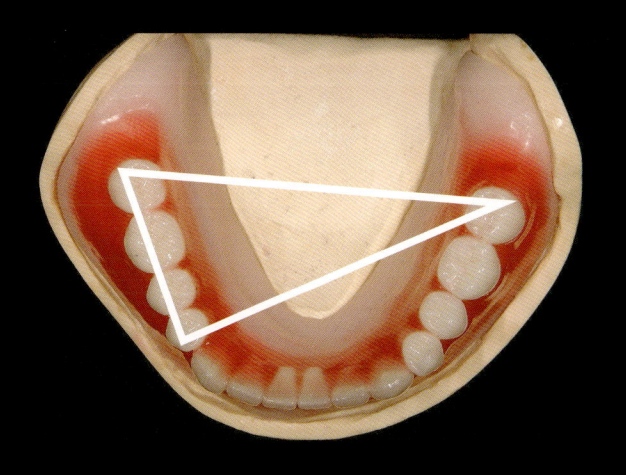

3 咬合器付着—人工歯排列—咬合状態の診査

3 左側方運動時の診査

右側と反対に、左の調節ネジを0mmに固定し、右の調節ネジを動かしながら左側上下臼歯の頬側咬頭頂がお互いに接触するまで偏心運動を行う。

右側：平衡側

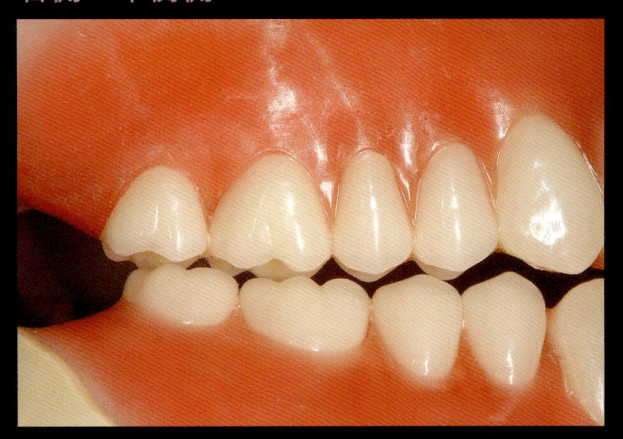

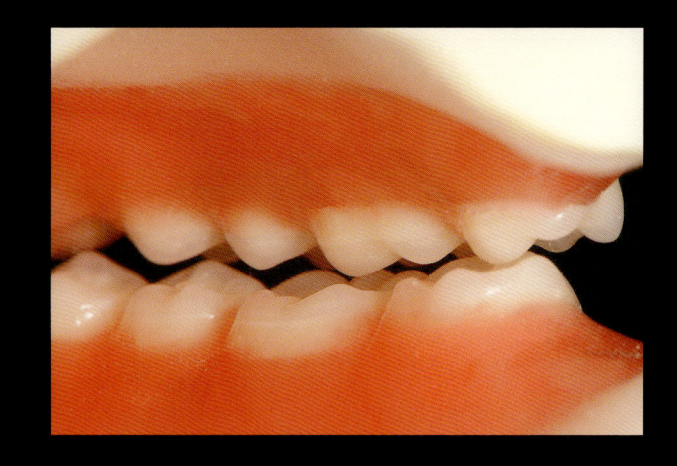

左側：作業側

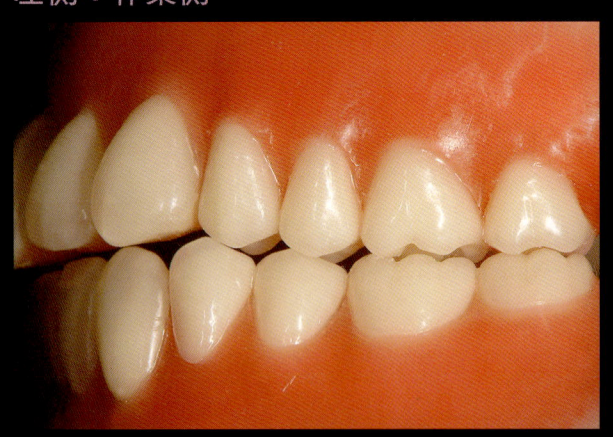

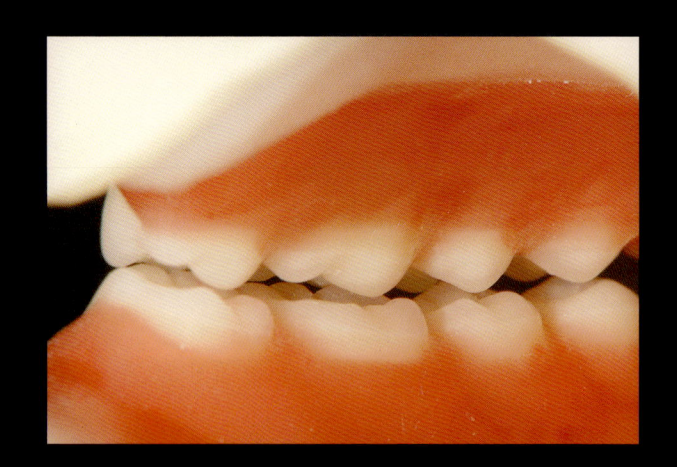

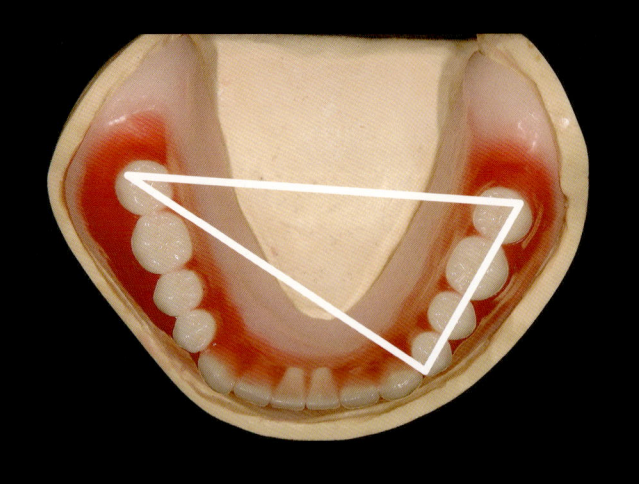

左側の作業側では上下臼歯の頬側咬頭頂がお互いに接触し、右側の平衡側では上顎大臼歯舌側咬頭内斜面と下顎大臼歯頬側咬頭内斜面が接触することを確認する（Bonwillの3点接触咬合理論）。

4 人工歯排列終了時

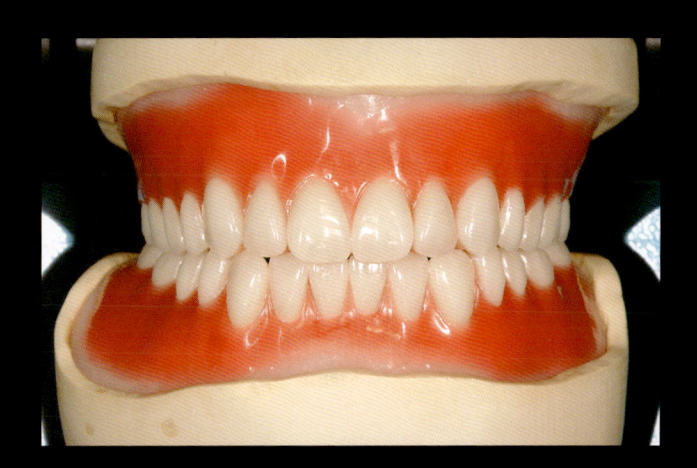

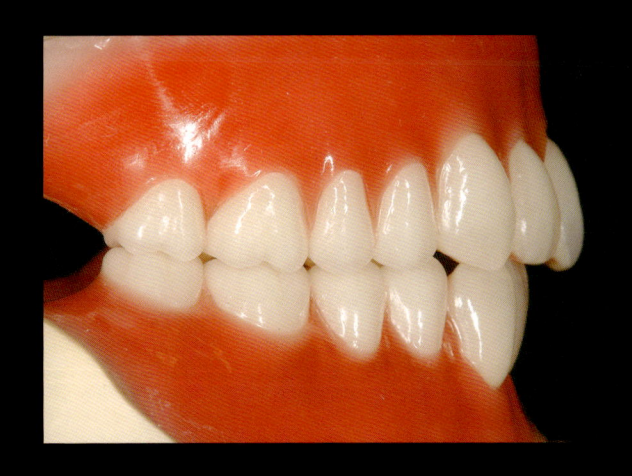

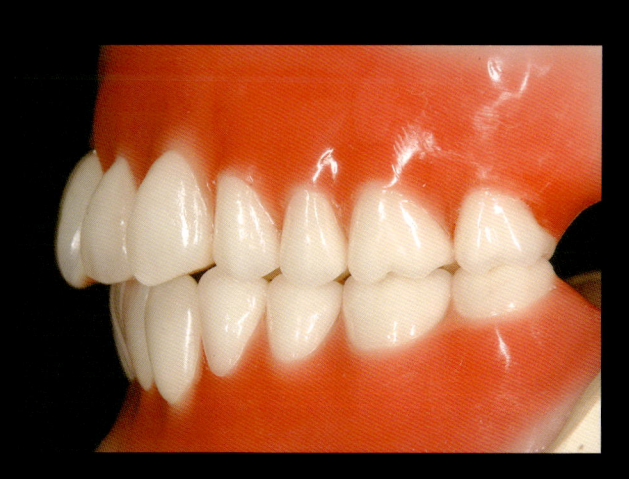

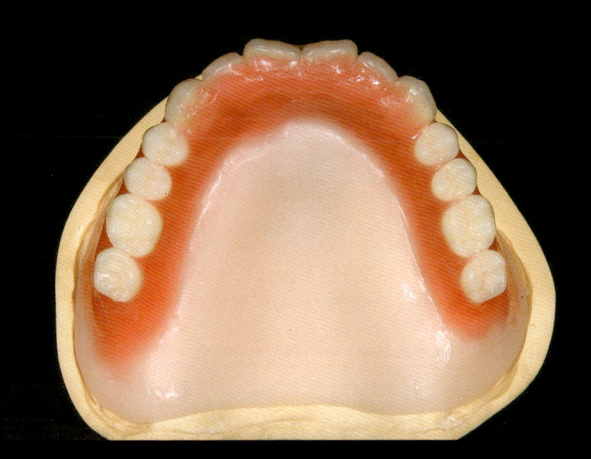

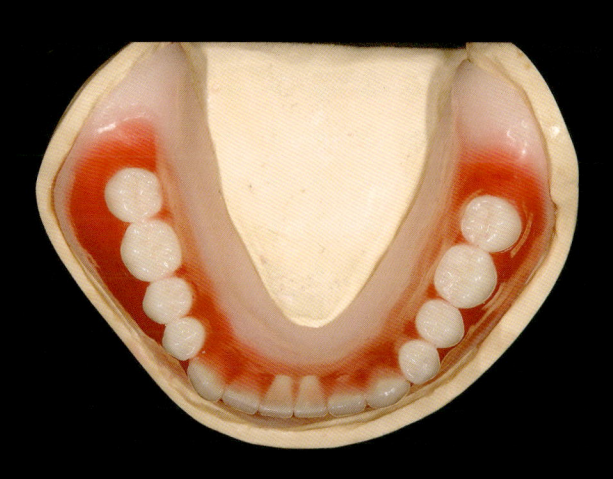

3 咬合器付着―人工歯排列―咬合状態の診査

4 ろう義歯の試適とチェックバイト

　ろう義歯を口腔内に試適する際には、人工歯の色調・形態と顔貌との調和を観察する。また、顔貌と咬合平面、そして顔面正中とろう義歯の正中の一致を確認する。さらに、スマイルライン、そして口唇との調和を診査する。不備があればマジック等で修正を印記する。

　ろう堤を用いた咬合採得では、正確な咬合が得られないと考えられる。しかし人工歯を排列すると、口腔内の感覚がろう堤の時とは変化し、なお一層正しい中心位の採得を行うことができる。したがって、ろう義歯を用いて再度中心位での咬合採得（チェックバイト）を行い、咬合器に再付着する。この時、前方と側方のチェックバイトは簡略化をはかって、あえて採用しない。

　咬合器付着後、正しい顎位で前述の排列の確認を再度行う。

4-1 ろう義歯を用いたチェックバイト

　バイトワックスにて、セントリックバイトの採得を行う。上下歯牙が絶対に接触しないことが最重要。

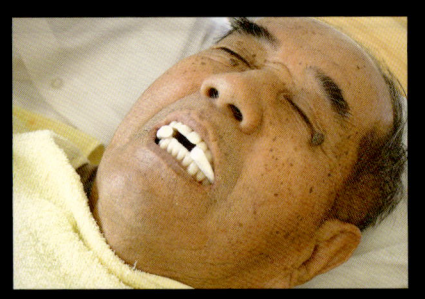

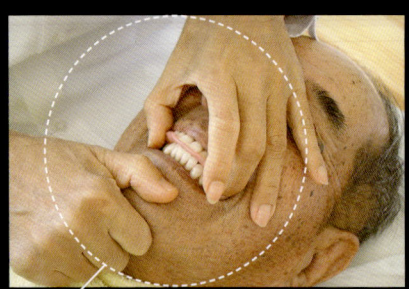

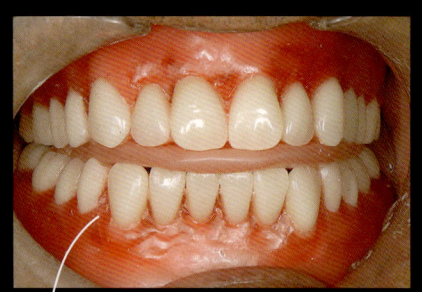

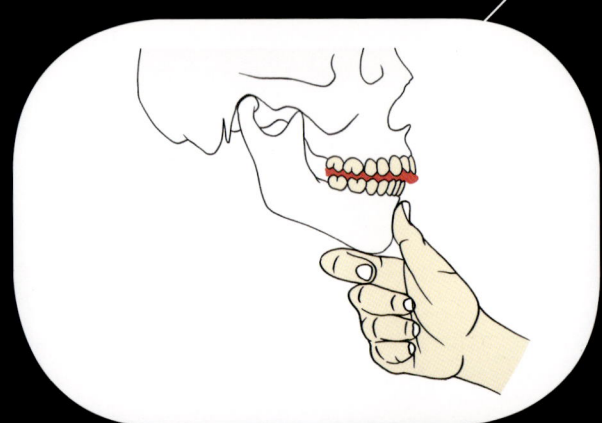

バイトワックスにて、セントリックバイトの採得を行う。上下の歯牙が接触しないことが最重要。

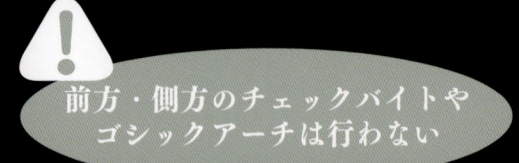

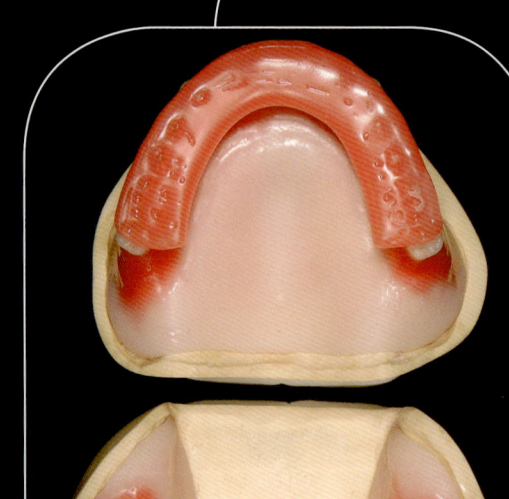

⚠ 前方・側方のチェックバイトやゴシックアーチは行わない

―咬合器付着―再排列

4-2 ろう義歯の咬合器付着

　人工歯の再排列を行うため、ろう義歯を用いて採得したチェックバイトにて、ろう義歯を咬合器に付着させる。

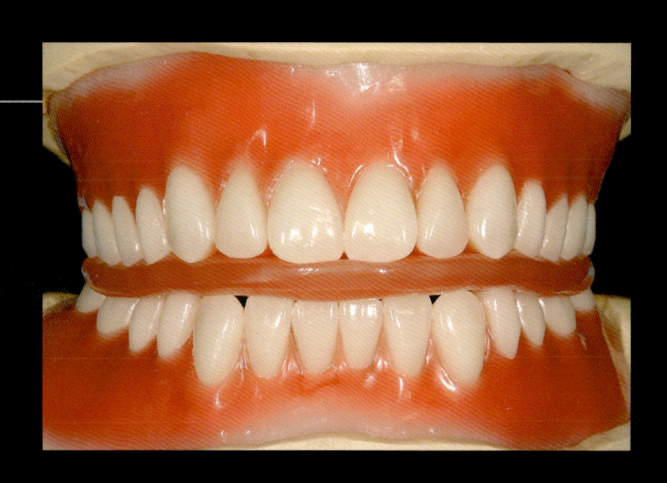

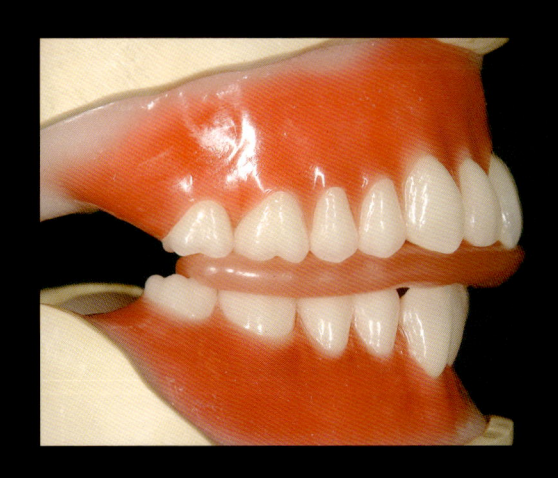

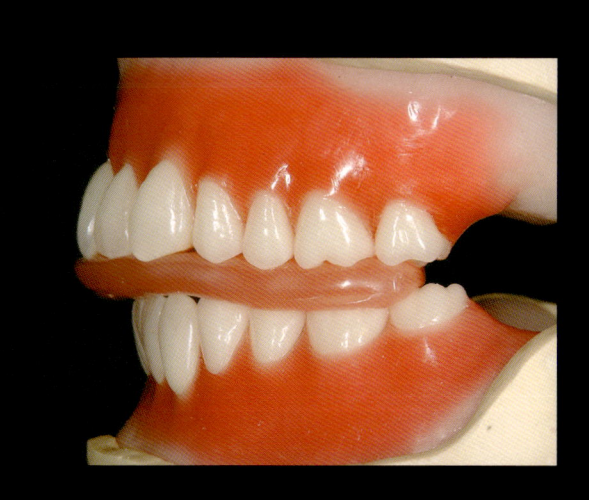

4-3 ろう義歯の診査・修正・再排列

　前工程の診査・修正（フルバランスドオクルージョンの確認）を再度行い、人工歯を再排列する。
　再度患者の口腔内に試適して最終確認ののちレジン重合すると、なお安心である。

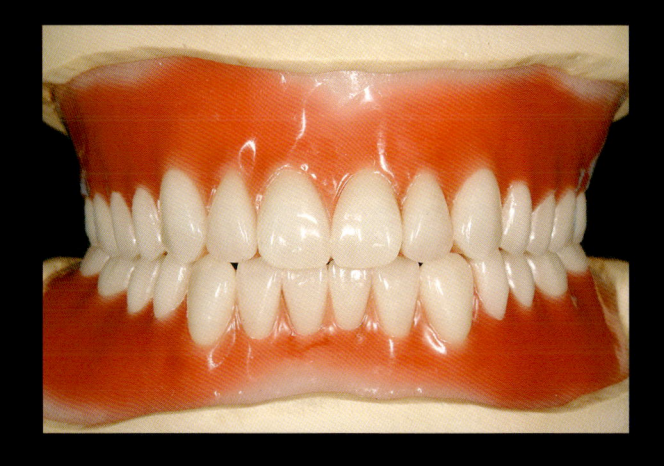

5 レジン重合―チェックバイト―咬合

レジン重合を行うと、重合操作による材料的な誤差(レジン重合のひずみ)が生じる。したがって、再度セントリックバイトを採得し、咬合器への再付着を行い、咬合の誤差を修正することで総義歯を完成させる。

5-1 レジン重合後の義歯

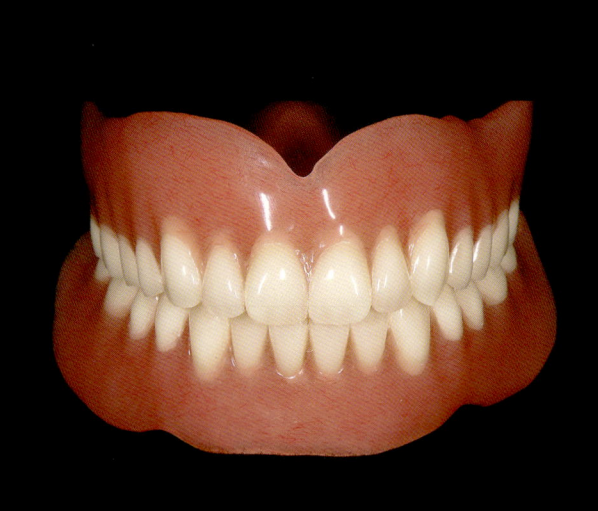

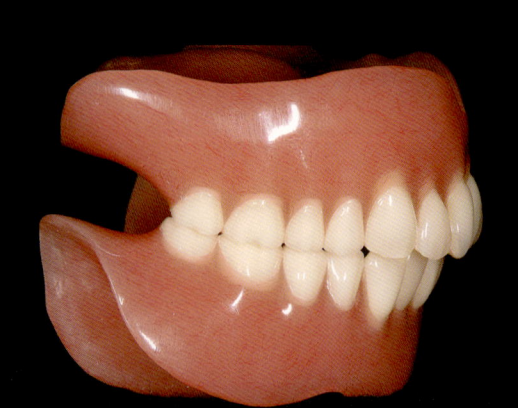

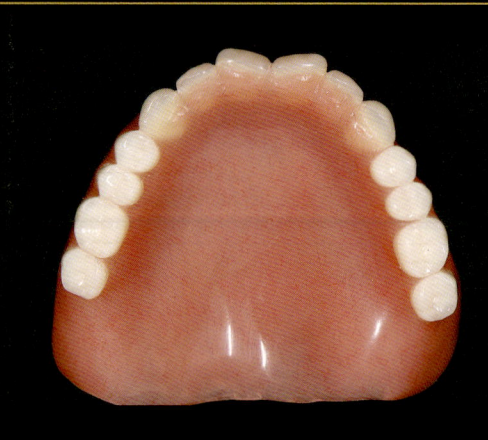

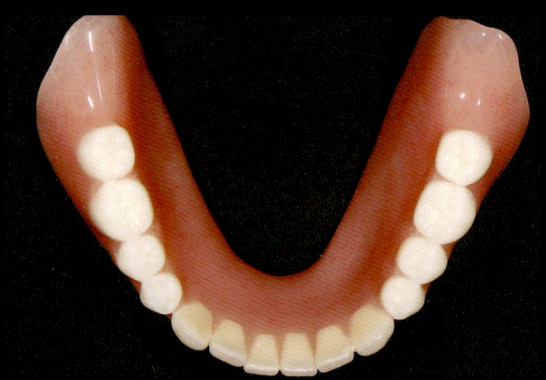

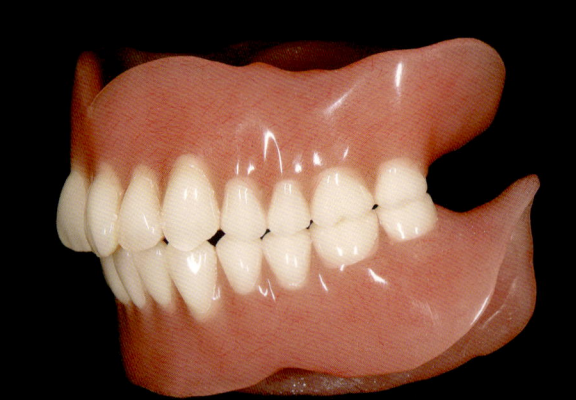

5-2 レジン重合された義歯のチェックバイト

　レジン重合された義歯のチェックバイト。バイトワックスを用いて、セントリックバイトを採得する。ろう義歯のときと同様に、上下の歯牙が接触しないことが最重要。

　筆者はアンダーカットを除去する際に、粘土を使用している。

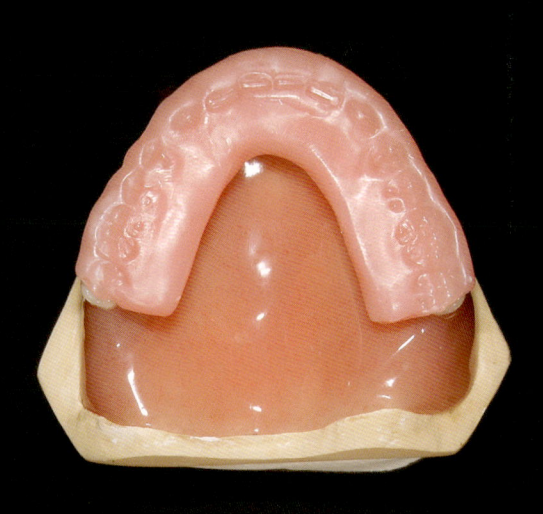

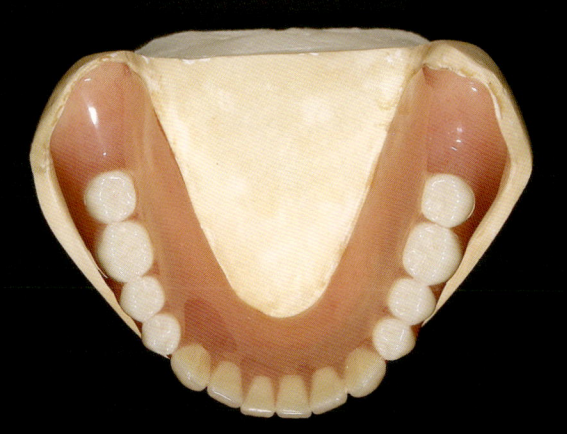

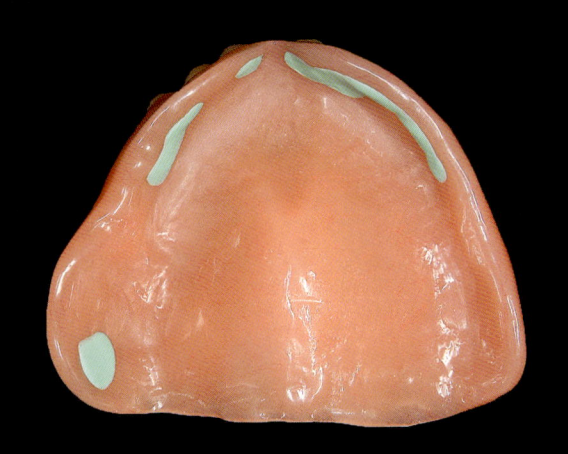

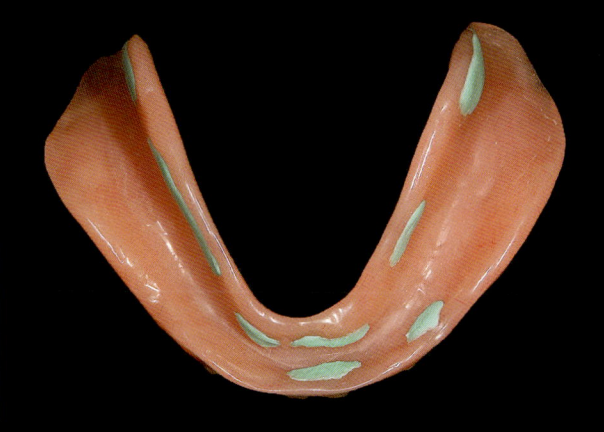

28

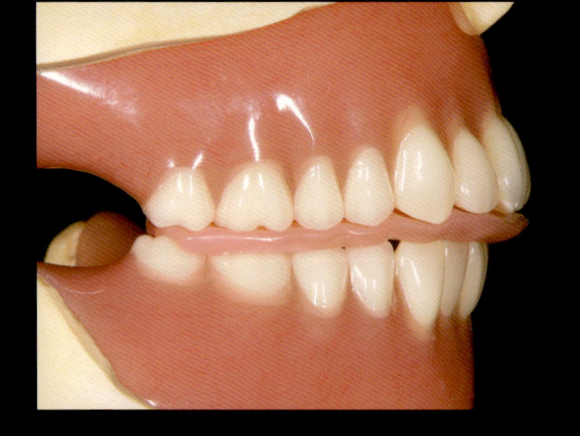

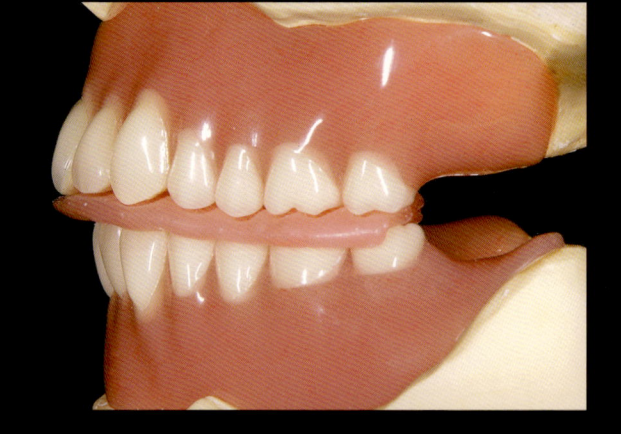

セントリックバイトを使用して、下図のように上下模型を術者が手指でがっちりと固定し、速硬性石こう（キサンタノ、ヘレウスクルツァージャパン）を用いて咬合器に付着する。
この時、インサイザルピンをバイト材の厚み分（2〜3mm）挙上しておく。

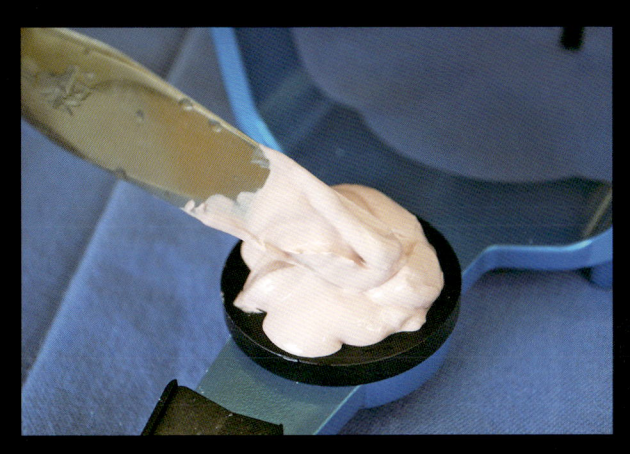

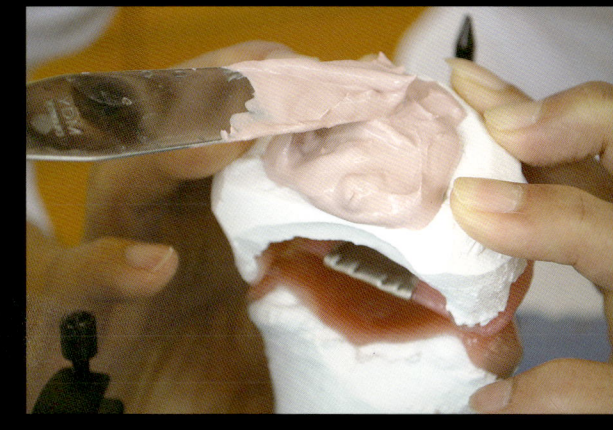

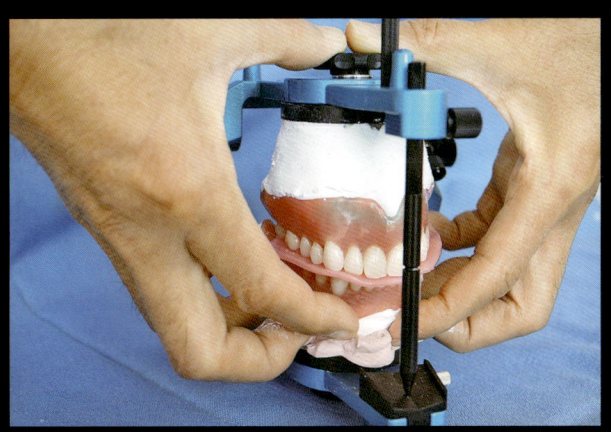

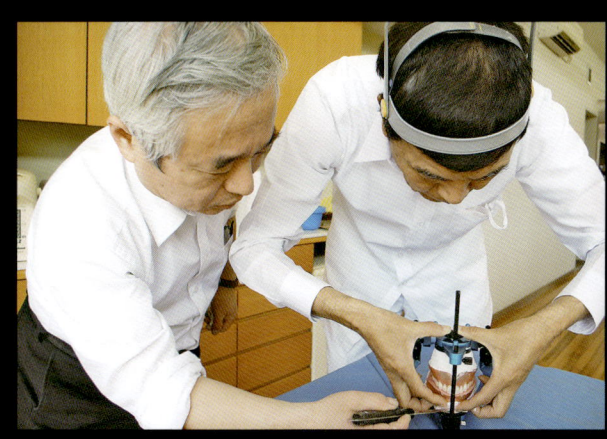

column ―箸の文化の中での総義歯

　東洋には箸の文化が存在する。とりわけ日本では伝統的な和食の中で箸の文化が守られている。和食（漬物、寿司等）では、食物を箸でとらえ、前歯で噛み切り、その後臼歯で咀嚼して嚥下を行っている。世界の歴史から見ても大変誇るべき文化だと認識している。

　1976年に日本に紹介された、Dr. E. Poundのデンチャーは、前歯は発音にて排列する（svf）。したがって前歯は物を噛み切るものではなく、咀嚼に用いるのは臼歯歯列のみで、ナイフとフォークの文化に適応したリンガライズドオクルージョンである。わが国でもその方法は大変簡便であって広く普及し、現在もなお、総義歯の主流はリンガライズドオクルージョンが利用されている。しかしこれは、日本人の伝統的な文化にはそぐわないのではなかろうかと考えている。

　こういった想いから、著者たちはあえて、前歯でも物を噛み切ることができ、臼歯でも咀嚼しやすい、フルバランスドオクルージョンによる保険総義歯の製作法を本著で紹介させていただいている。

5 レジン重合―チェックバイト―咬合器付着

6 咬合調整―義歯の完成

本法で総義歯を製作するうえでもっとも重要なポイントのひとつがこの咬合調整である。

前述の人工歯排列の項でも述べたとおり、前噛みが可能な両側性平衡咬合を付与することを目標にしており、その手順は右図による。この時、機能咬頭は基本的には削合せずに調整を進める。

本咬合調整法は筆者が1972年にA.G.Lauritzen氏(米)から教わった方法を基にしている。また、「全部床義歯補綴学」(林都志夫編、医歯薬出版)や「コンプリートデンチャーテクニック第3版」(津留宏道、西浦恂、根本一男、平沼謙二、松本直之編、医歯薬出版)の考えも参考にしている。

咬合調整の手順
①中心位の咬合調整(MUDLの法則)
②側方運動時の咬合調整(BULLの法則、LU or BL)
③前方運動時の咬合調整

6-1 咬合調整の実際

①中心位の咬合調整(MUDLの法則)

まず、MUDL(ムドル)の法則を用いて中心位の咬合調整を行う。

MUDLの法則とはLauritzen氏によって提唱された咬合調整の方法で、中心位の早期接触を避けるために用いられる。MUは上顎臼歯の近心斜面を、DLは下顎臼歯の遠心斜面を意味する。これらの斜面を選択的に削合することにより、下顎を中心位まで後退させることができる(「新編 咬合学辞典」〔保母須弥也編、クインテッセンス出版刊〕より抜粋)。

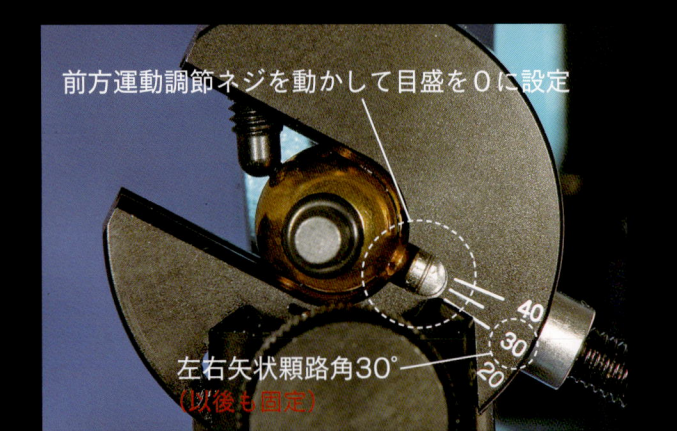

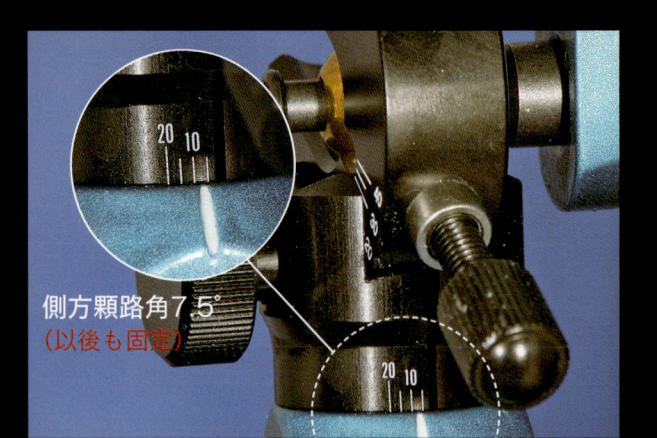

前方運動調節ネジを動かして目盛を0に設定

左右矢状顆路角30°
(以後も固定)

側方顆路角7.5°
(以後も固定)

付録DVDに
動画を収録!!

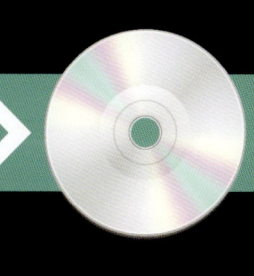

6 咬合調整──義歯の完成

―― 中心位の咬合調整前後 ――

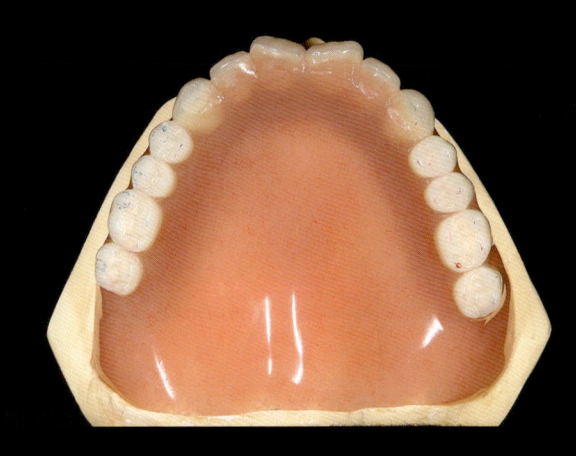

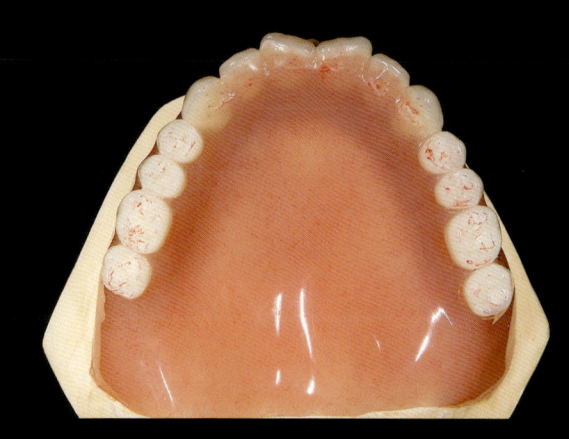

before ≫ *after*

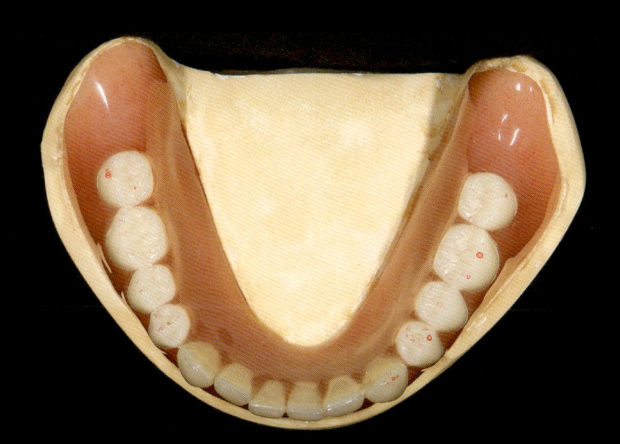

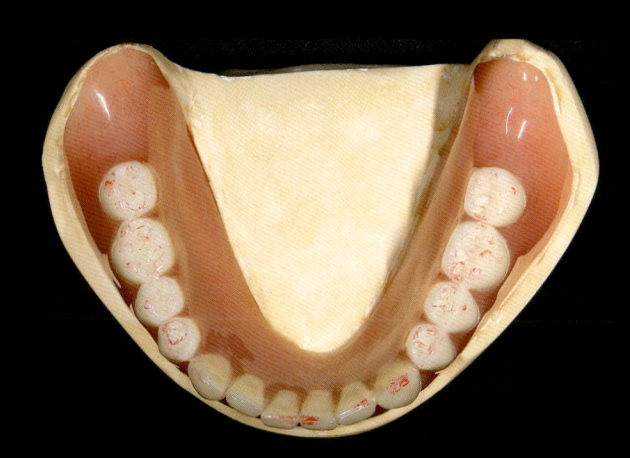

31

②側方運動時の咬合調整
（BULLの法則、LU or BL）

　次に Bonwill の 3 点接触咬合理論を基に側方運動時の咬合調整を行う。側方運動時、作業側では上下顎臼歯の頬側咬頭同士と舌側咬頭同士が接触し、また平衡側では上顎臼歯の舌側咬頭と下顎臼歯の頬側咬頭の計 3 点が接触するようにしていき、平衡側の大臼歯でバランスをとるように咬合調整していく。

作業側の咬合調整（BULL の法則）

　作業側には BULL（ブル）の法則を用いる。BULL の法則は C.H.Schuyler（米）により提唱された咬合調整の方法である。BU は上顎臼歯の頬側斜面を、LL は下顎臼歯の舌側斜面を意味する。これらの斜面を選択的に削合すると、作業側の咬頭干渉が除去できる（「新編　咬合学辞典」〔保母須弥也編、クインテッセンス出版刊〕より抜粋）。

　作業側では BULL の法則を用いて上顎臼歯の頬側斜面（BU）、下顎臼歯の舌側斜面（LL）を選択的に削合していく（参考文献 4 より引用）。

平衡側の咬合調整（LU or BL）

　平衡側の咬合調整では LU（上顎臼歯の舌側斜面）、BL（下顎臼歯の頬側斜面）を選択的に削合していき、平衡側の咬頭干渉を除去していく。

　平衡側では上顎臼歯の舌側斜面（LU）と下顎臼歯の頬側斜面（BL）を選択的に削合していく（参考文献 4 より引用）。

column ―「噛む効果」をひとりでも多くの患者さんに知ってもらう

歯科治療の本来の目的は、口腔機能の維持と回復である。歯科医師は、さまざまな理由で口腔機能が低下したり、それを失った患者さんの機能回復に対する要求にしっかりと応えていく必要がある。

機能回復の代表的治療は総義歯であり、また、患者さんにとって歯科技術の上手・下手がわかりやすいのもこの総義歯治療である。患者さんから「あの先生は入れ歯が上手」と評価されると、他の治療でも高い評価を得られるようになるものである。

最近、「医科歯科連携」という言葉をよく耳にする。そのせいか、医科の医療現場や患者さんからも「口腔ケア」の大切さを聞くようになった。しかし、「口腔ケア」は、歯科衛生士の専売特許ではあろうが、看護師もきちんとした指導を受ければ、問題なく行うことができるようになってくる。

この医科歯科連携の時代、われわれ歯科の役割は「口腔ケア」だけではなく、口腔機能の回復も重要になってくる。というのは、歯がなくて口からうまく食べ物を食べられない患者さんのために、医科から総義歯製作を依頼される時代が必ずやってくるからである。

一般医科の医師の中には、「歯科＝入れ歯」と思っている方が多い。その「入れ歯」が上手く製作できず、噛めないような総義歯では、途端に期待はずれになり、医科歯科連携が崩れてしまいかねない。そうならないためにも、「しっかりと噛める総義歯治療」の腕を磨いておかなければならない。

それと同時に、この超高齢社会の真っ只中にある現在、「高齢を迎える前のまだ元気なときに、口腔ケアの励行と口腔機能の回復をしておくことが大切だ」という教育（ころばぬ先の杖）をより一層徹底していく必要がある。

われわれ臨床家は「口腔ケアの重要性」と「噛む効果」の具体例を、ひとりでも多くの患者の治療結果という形で、社会にしっかり示していくべきである。口を清潔にして噛むことで健康が保たれることを、患者さんが本当に理解してくると、今まで以上に口や歯を大切にするはずである。

口や歯の大切さが今以上に浸透してくれば、上質な歯科治療を望む患者さんが増えてくることは間違いない。歯科にとって、ビッグチャンスが、まさに目の前にあるのだ。

1 側方運動時 右作業側（左：平衡側）の咬合調整

右の調節ネジを0mmに固定し、左の調節ネジを動かしながら右側上下臼歯の頬側咬頭頂がお互いに接触するまで偏心運動を行う。

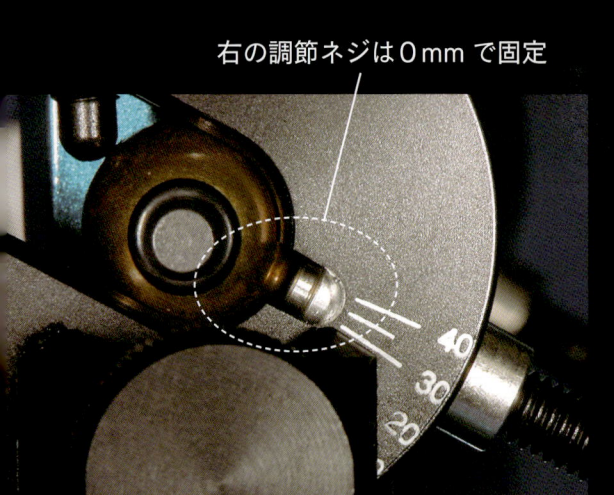

右の調節ネジは0mmで固定　　　　　左の調節ネジを動かしながら偏心運動させる

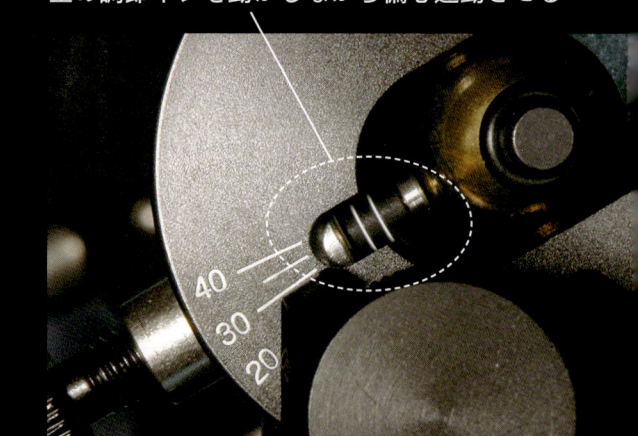

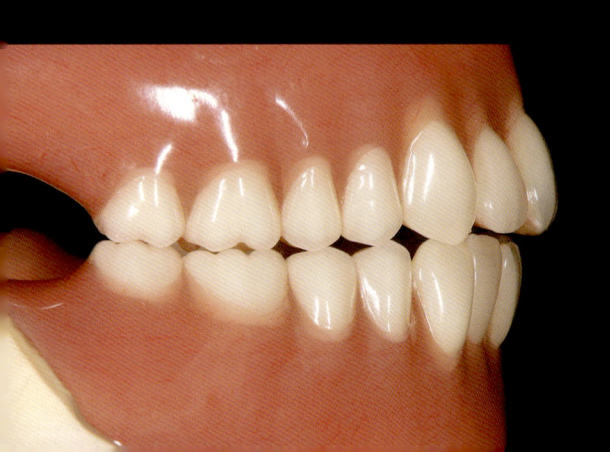

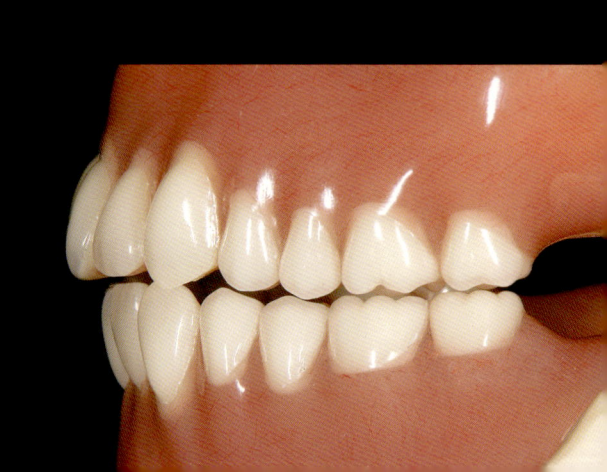

平衡側の大臼歯でバランスをとるように咬合調整していく。

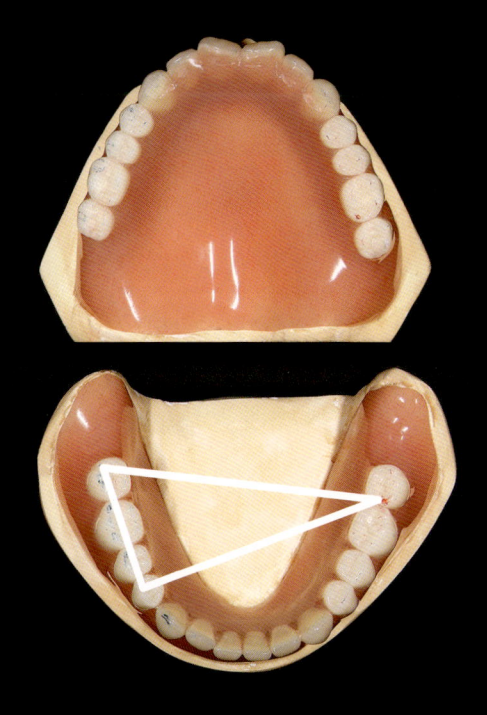

6 咬合調整—義歯の完成

右側側方運動咬合調整前後

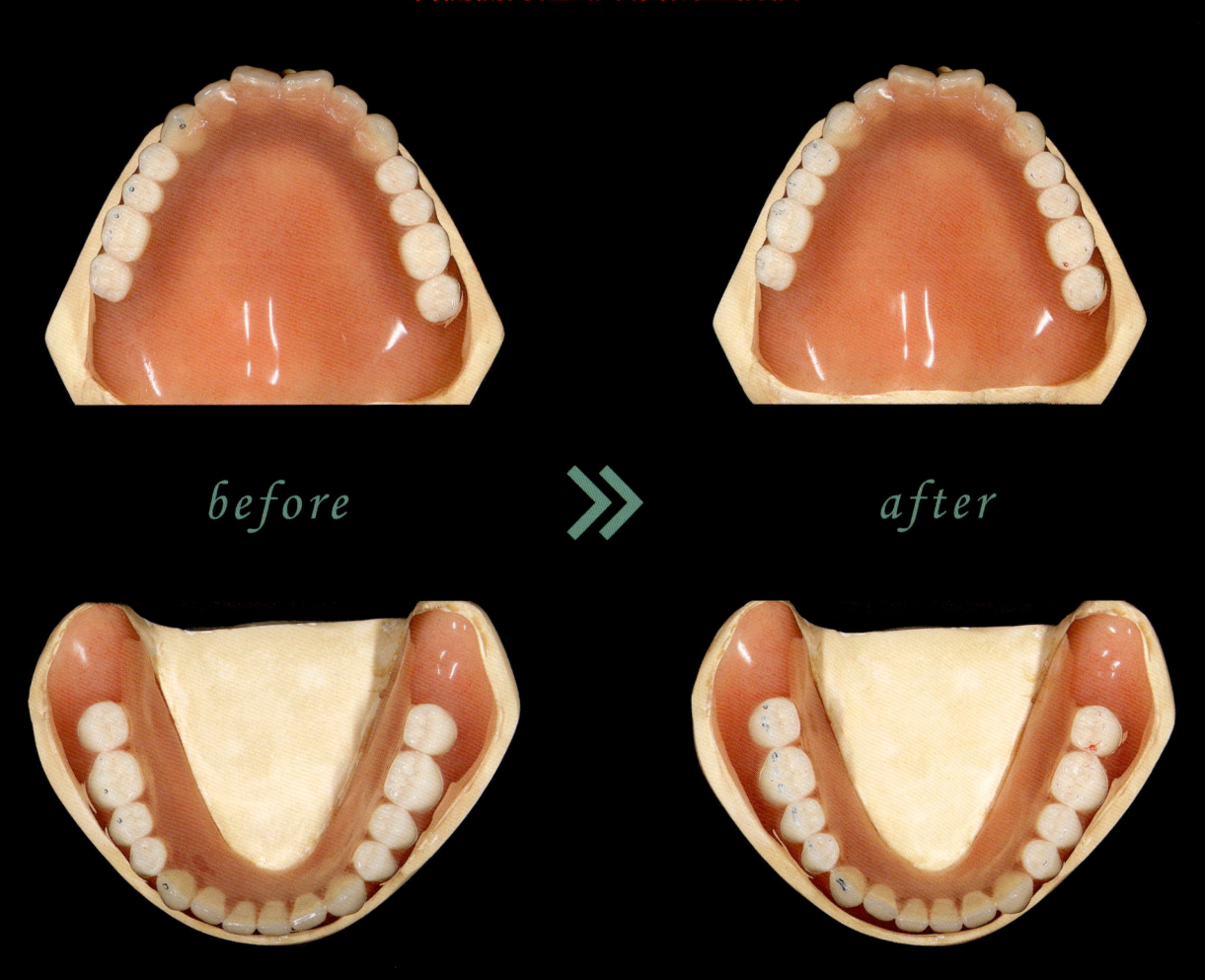

before ≫ *after*

2 側方運動時 左作業側（右：平衡側）の咬合調整

今度は逆に左の調節ネジを0mmに固定し、右の調節ネジを動かしながら左側上下臼歯の頬側咬頭頂がお互いに接触するまで偏心運動を行う。

右の調節ネジを動かしながら偏心運動させる

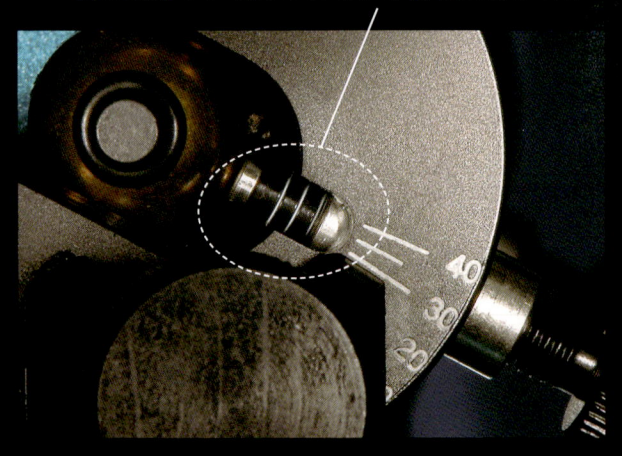

左の調節ネジは0mmで固定

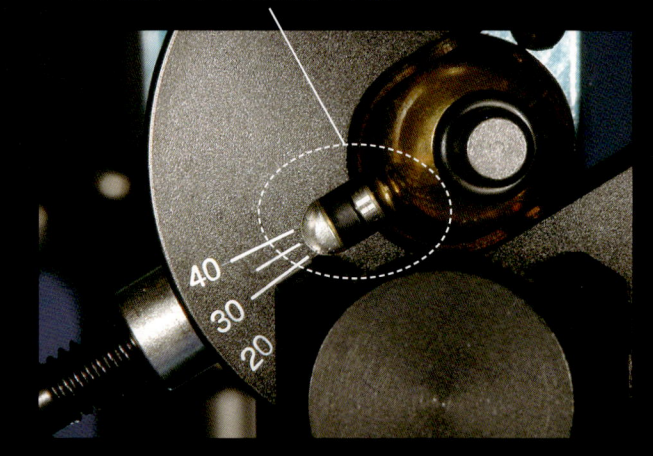

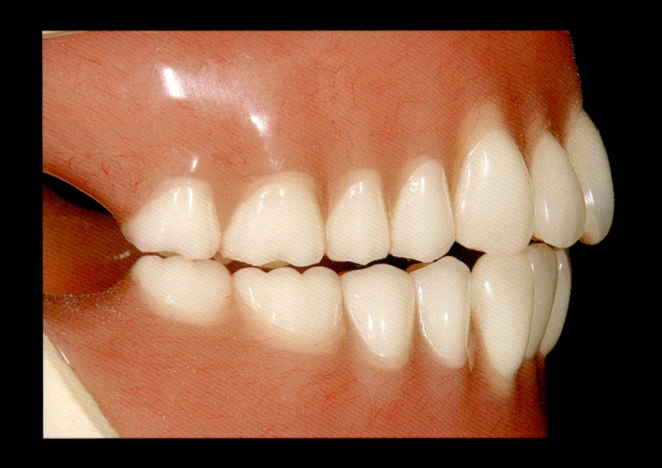

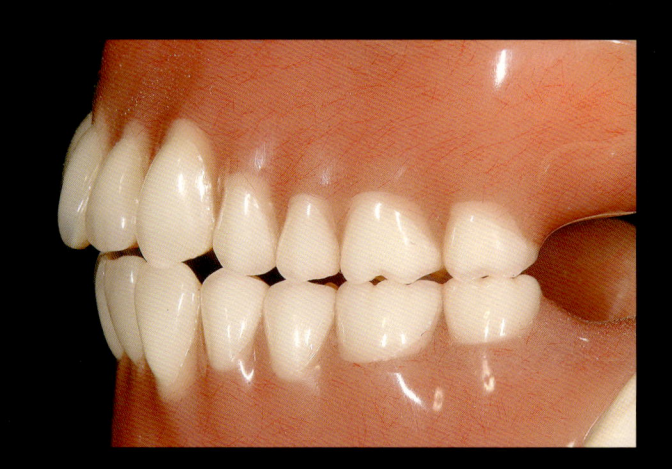

先ほどとは反対側の大臼歯でバランスをとるように咬合調整していく。

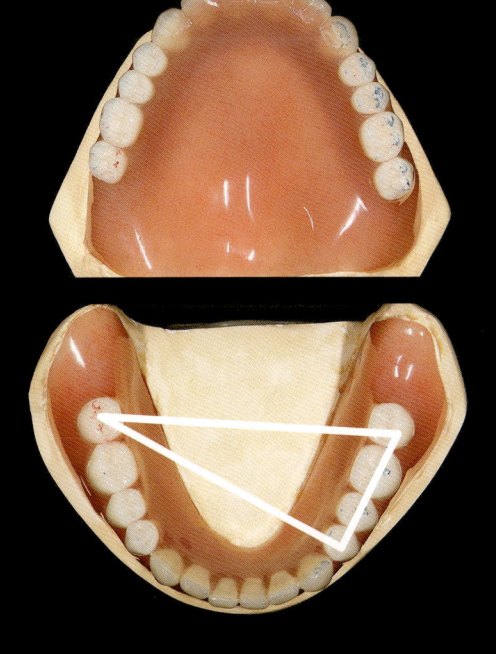

6 咬合調整―義歯の完成

左側側方運動咬合調整前後

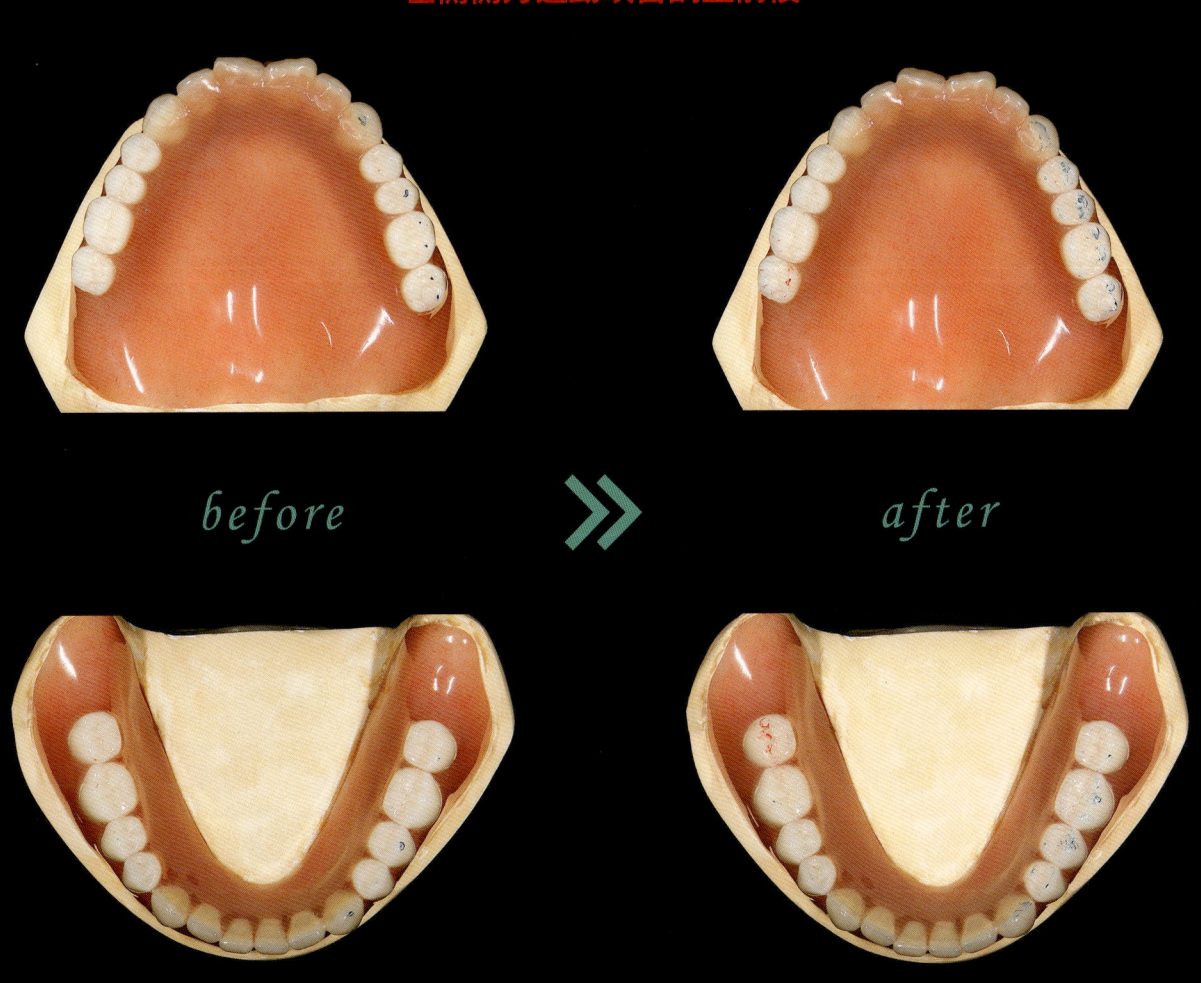

before ≫ *after*

③前方運動時の咬合調整

側方運動時の平衡咬合がとれたならば、最後に前方運動時の咬合調整を行う。本咬合器のもっとも大きな特徴は、ネジによって1mm単位で前方運動を調節可能なことである。前方運動を行いながら下顎前歯を削合していくことでバランスをとっていき、最終的に前歯が接触した時に臼歯も接触するように調整することで、前噛みが可能な両側性平衡咬合になる。

前方運動時の咬合調整のステップ

1．切端位での咬合調整
→ p40

前方運動調節ネジを動かして切端位にする

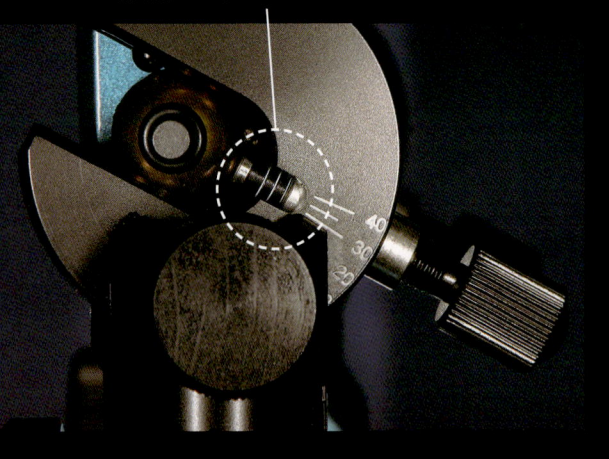

2．切端から1mm後退位での咬合調整
→ p42

前方運動調節ネジを動かして切端位から1mm後退させる

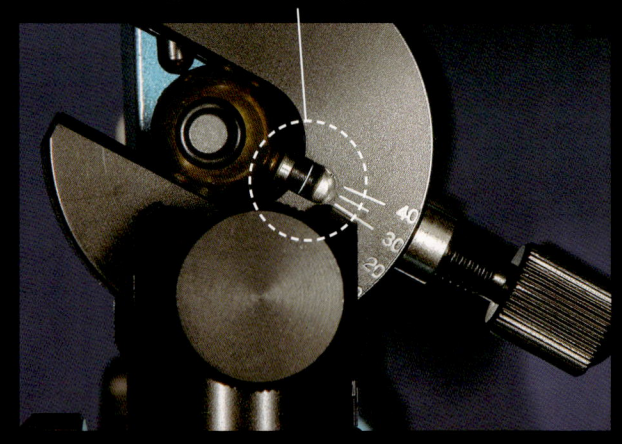

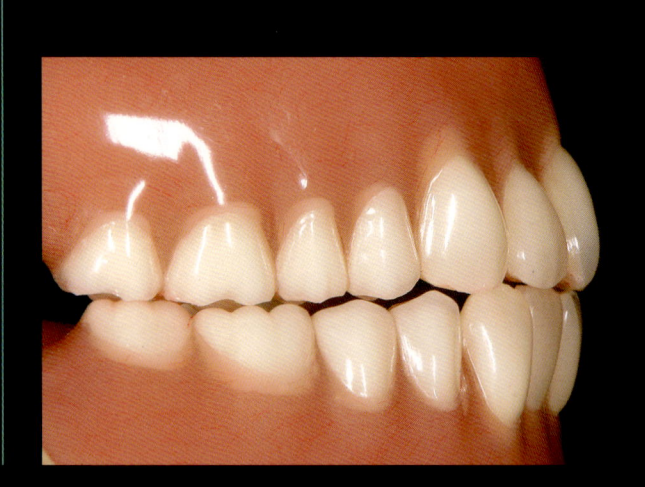

本咬合器はネジによって 1 mm 単位で前方運動を調節可能である。
「前方運動→下顎前歯削合→1 mm 後退→削合……」を繰り返し行い、前歯が接触した時に臼歯も接触するように調整していく。

6 咬合調整―義歯の完成

3．切端から 2 mm 後退位での咬合調整
→ p44

前方運動調節ネジを動かして切端位から 2 mm 後退させる

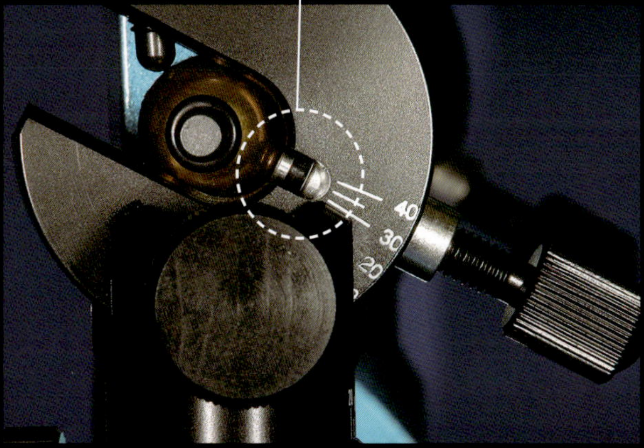

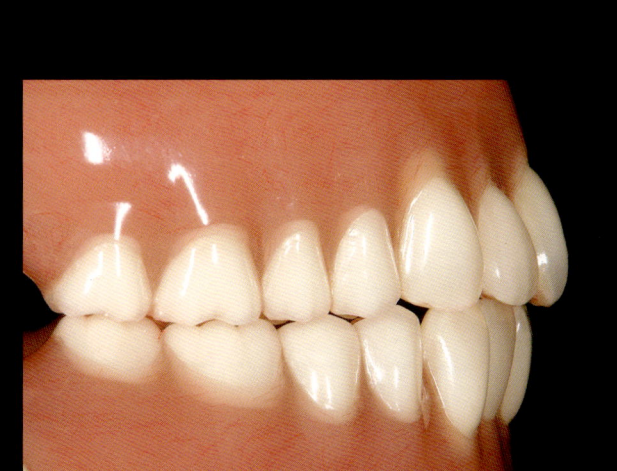

4．セントリックの確認
→ p46

これを繰り返し、最終的にセントリックに

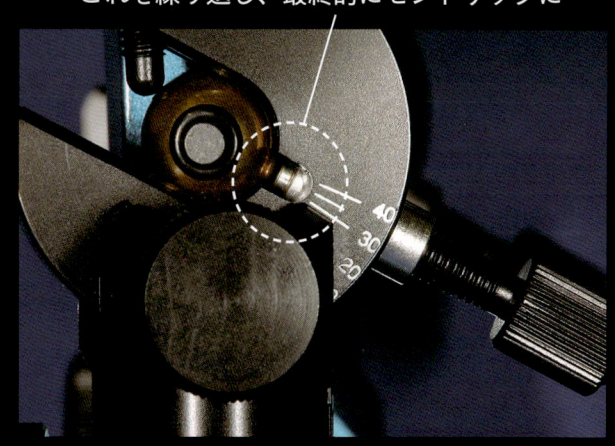

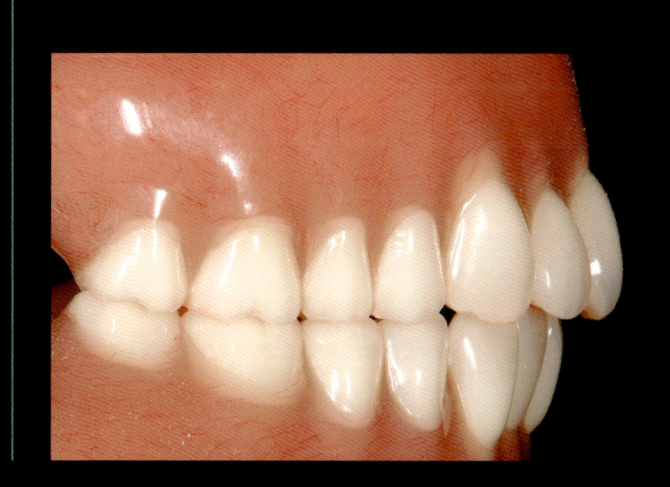

1 前方運動時 切端位での咬合調整

調節ネジを切端位になるまで移動させ、前歯、臼歯かともに接触するまで調整を行う。

切端位になるまで調節ネジを移動させる

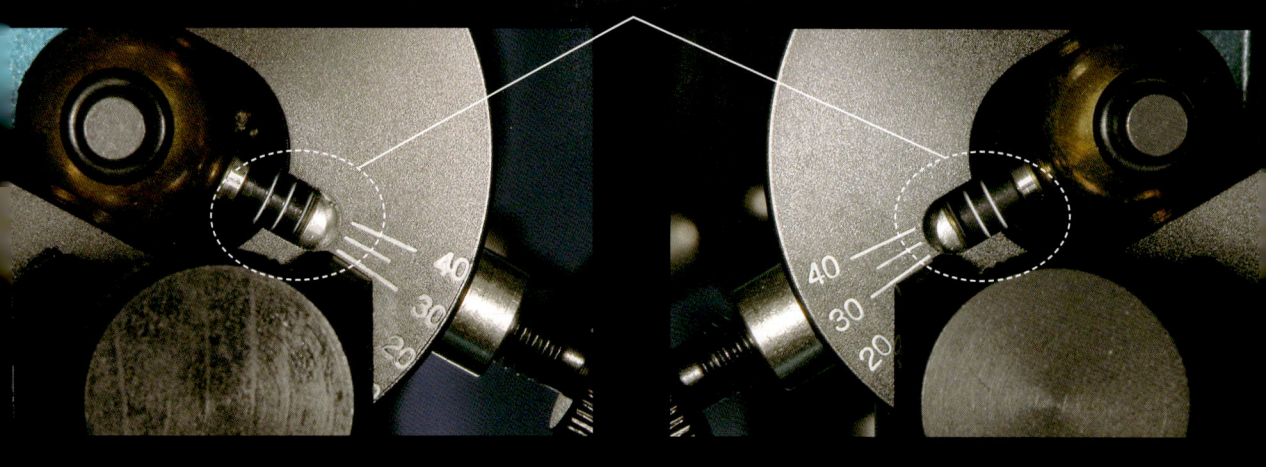

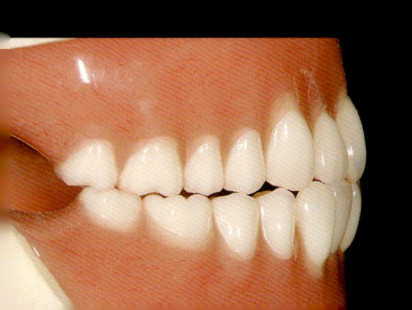

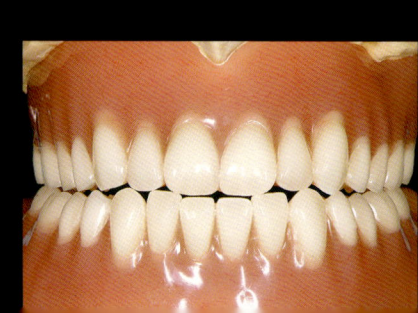

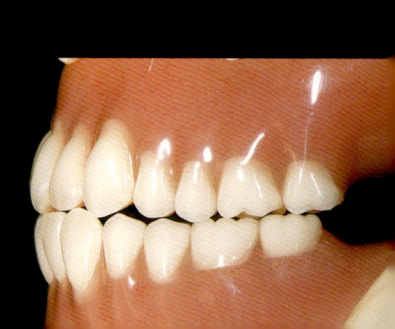

前方運動（切端位）の咬合調整前後

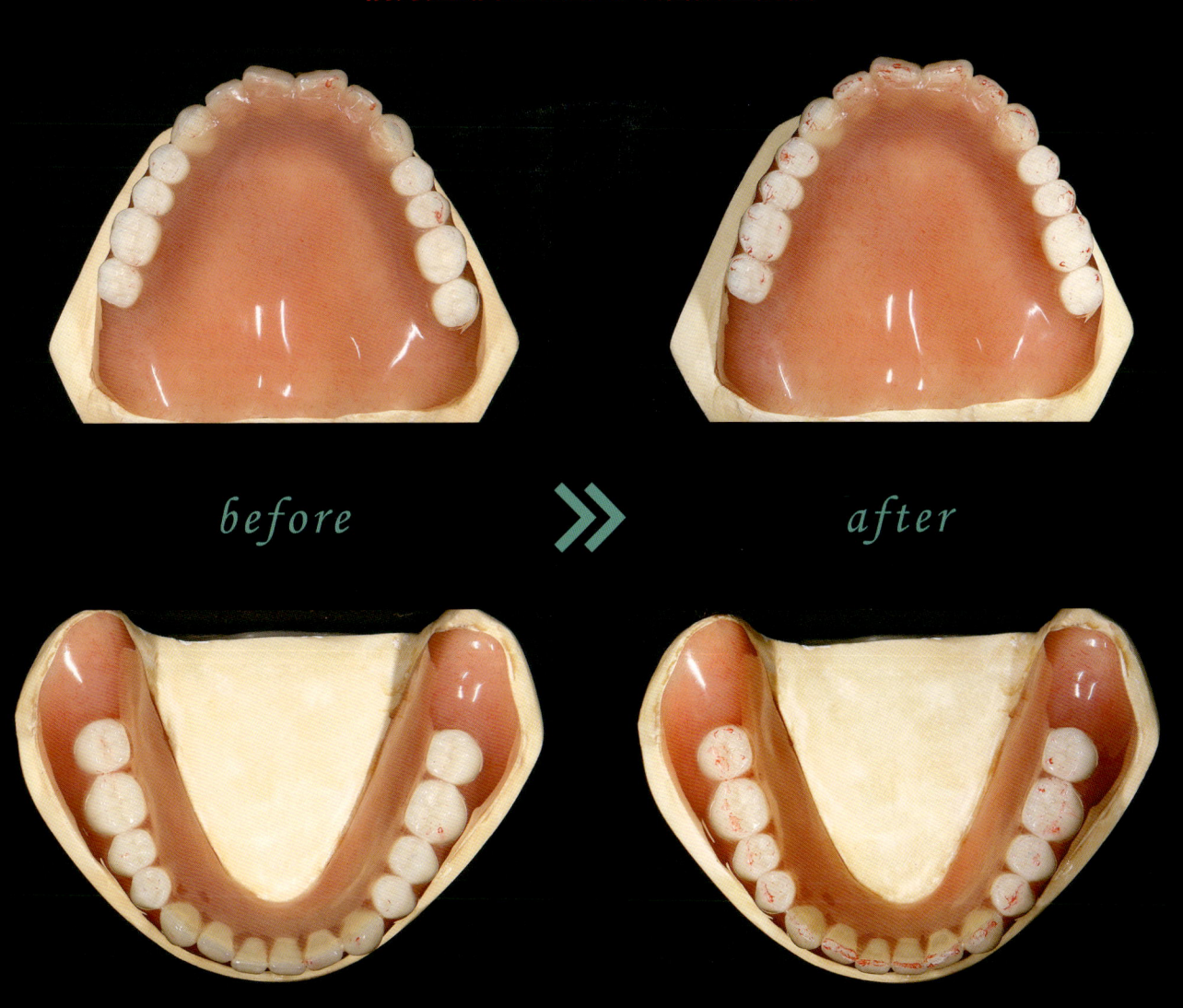

before　》　after

6 咬合調整——義歯の完成

2 前方運動時 切端から1mm後退位での咬合調整

調節ネジを1mm戻し（下顎が切端より1mm後退）、同様に調整する。

左右の調節ネジを1mm戻す

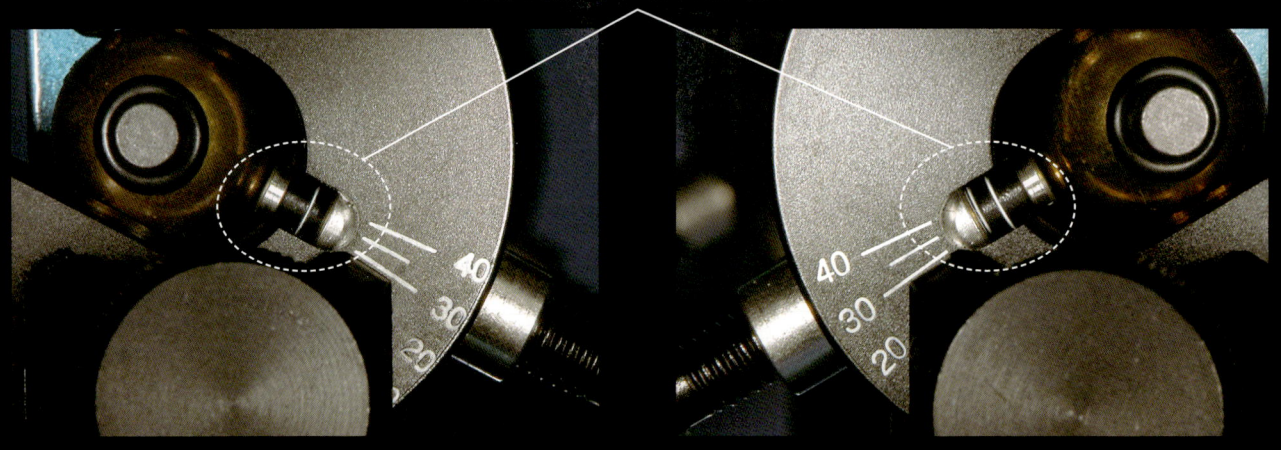

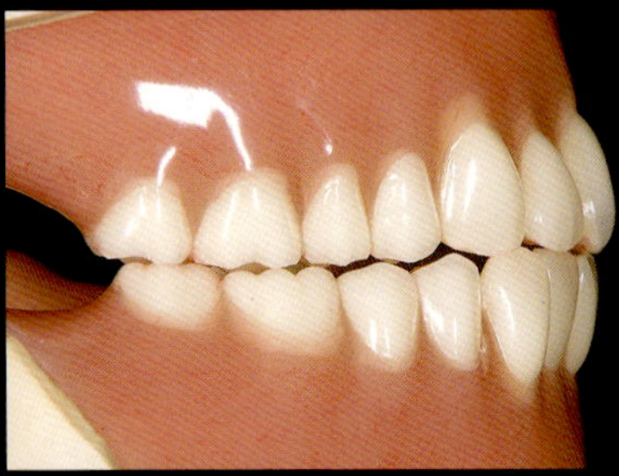

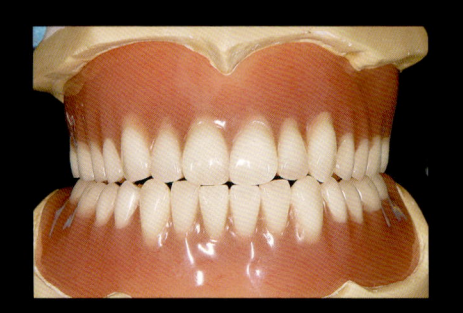

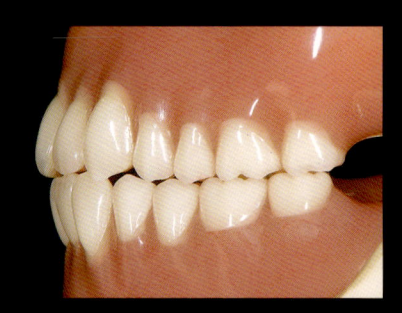

前方運動（切端から1mm後退位）の咬合調整前後

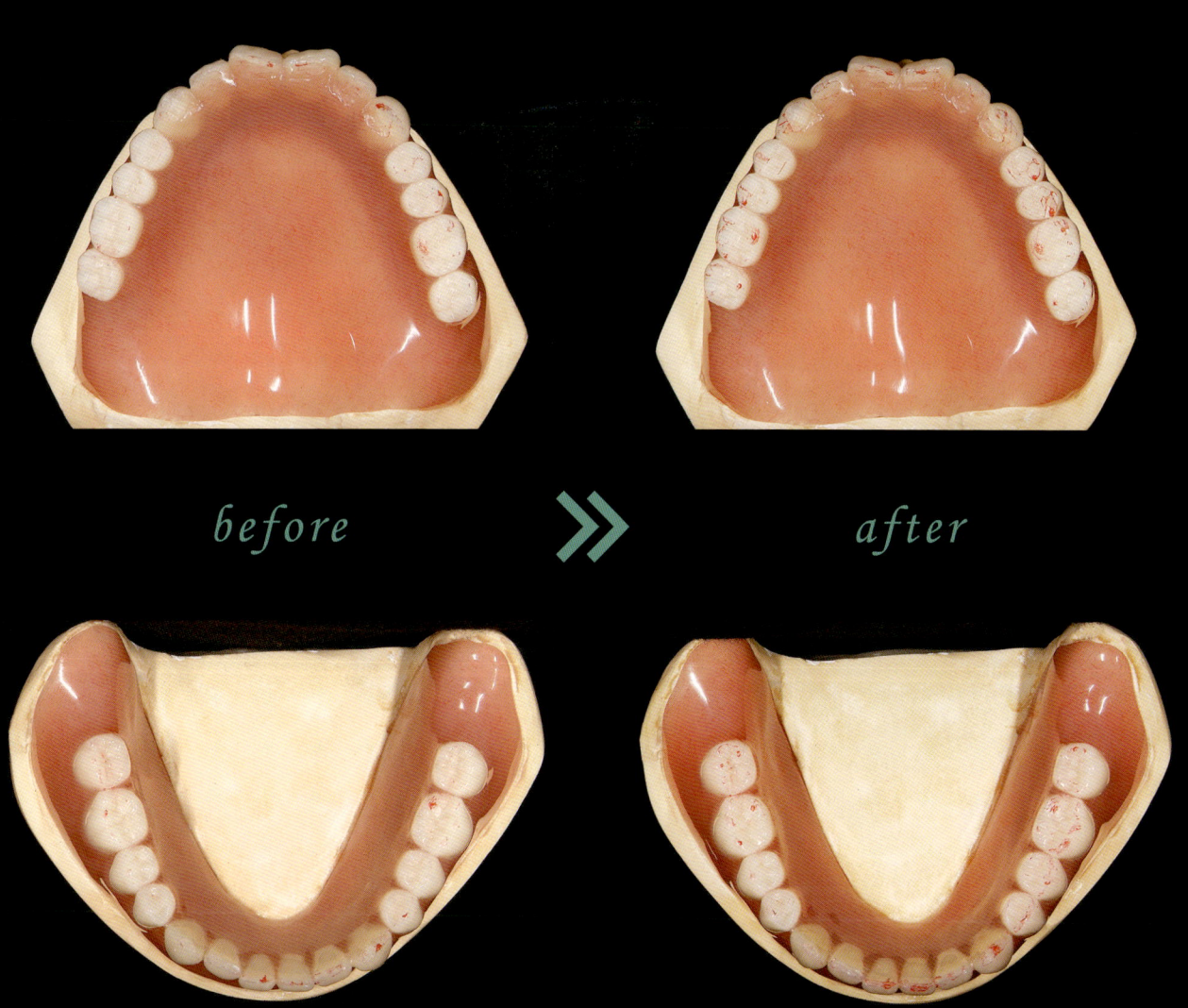

before ≫ after

6 咬合調整—義歯の完成

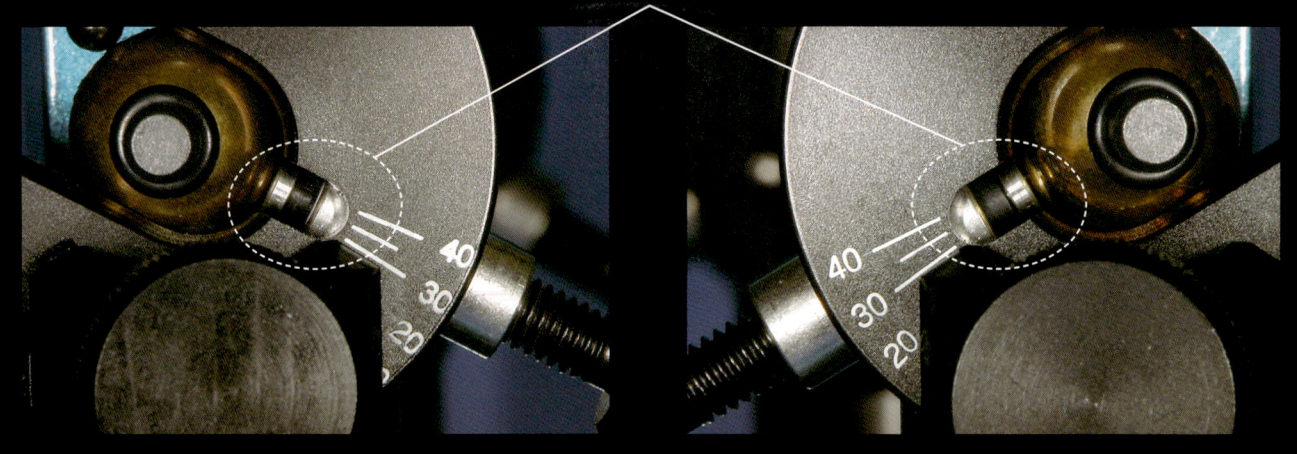

3 前方運動時 切端から2mm後退位での咬合調整

調節ネジをさらに1mm戻し(下顎が切端位より2mm後退)、同様に調整を行う。

左右の調節ネジをさらに1mm戻す

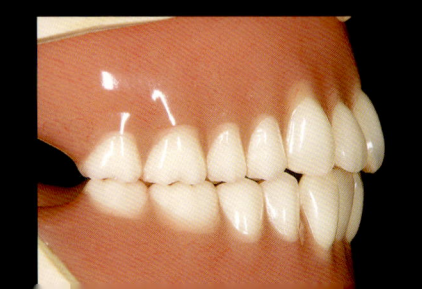

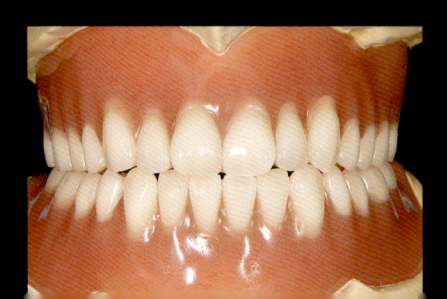

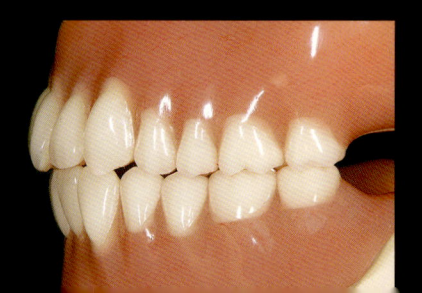

6 咬合調整—義歯の完成

―――― 前方運動(切端から2mm 後退位)の咬合調整前後 ――――

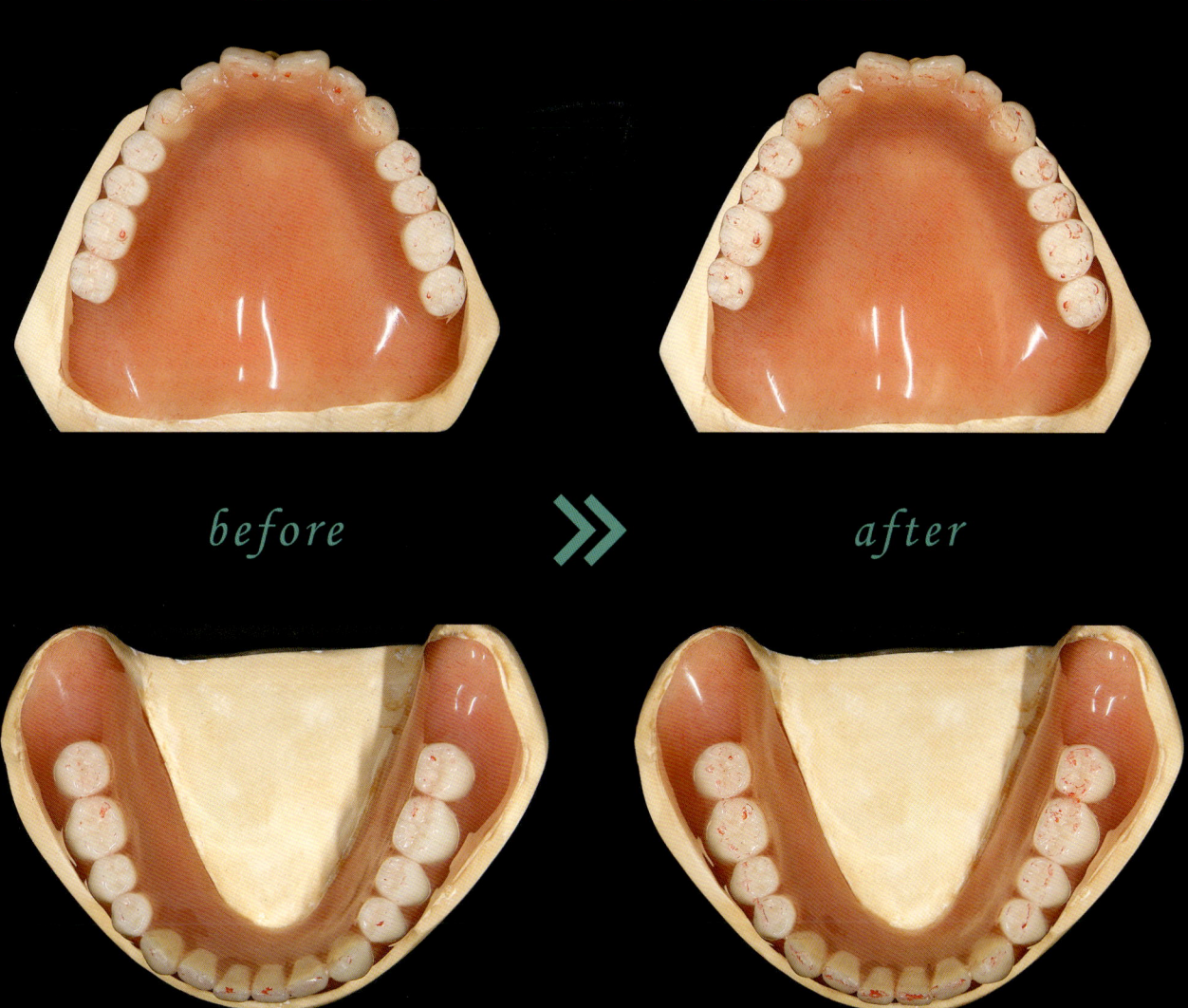

before ≫ after

左右の調節ネジを0mmに戻す

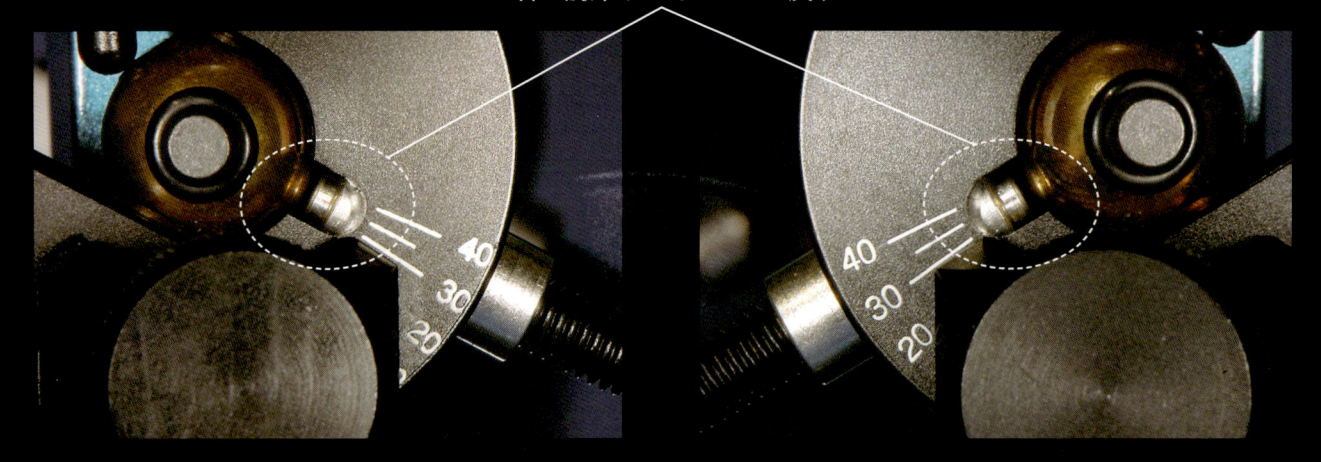

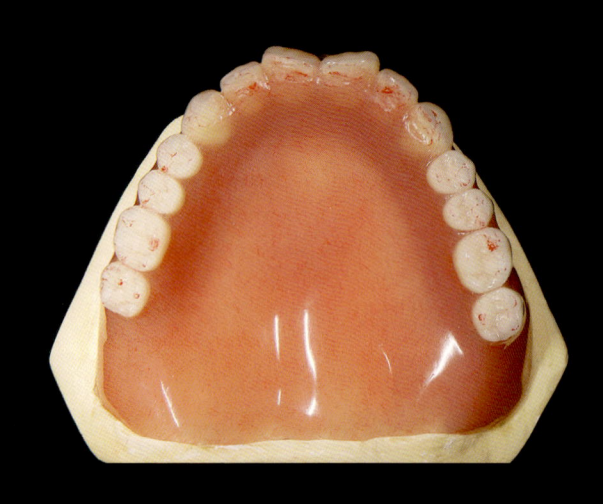

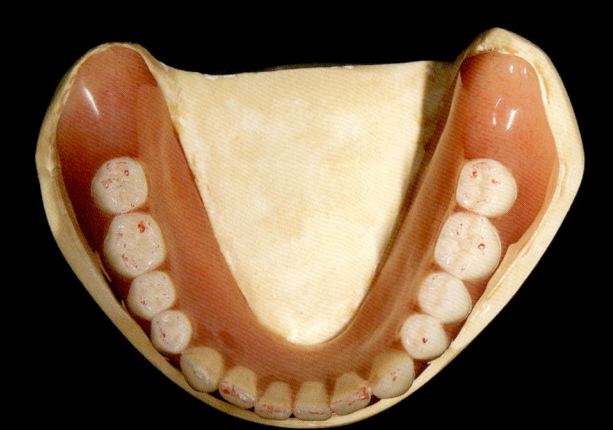

参考資料
理想的なフルバランスドオクルージョンの調整部位を表した模式図

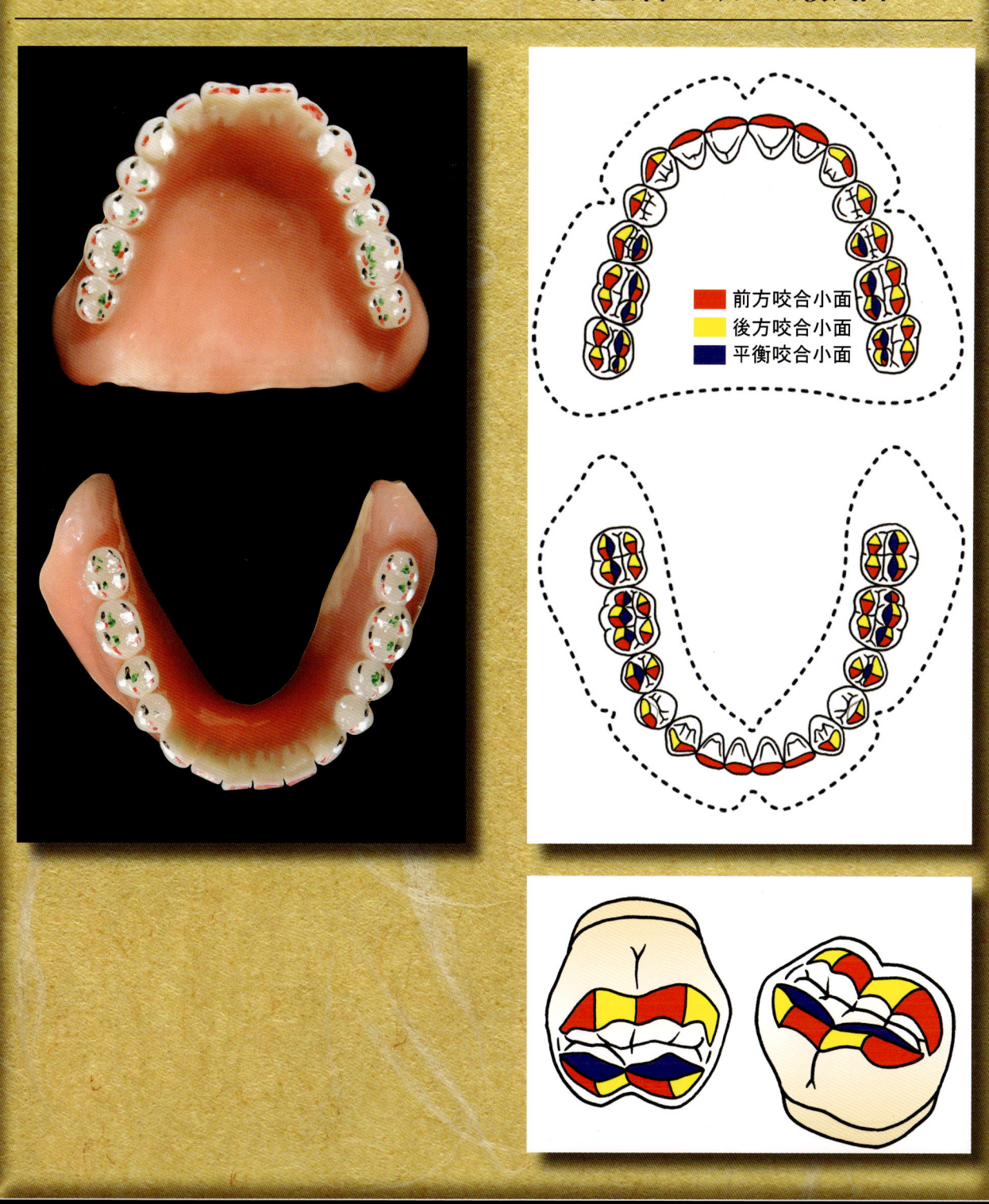

■ 前方咬合小面
■ 後方咬合小面
■ 平衡咬合小面

6-2 両側性平衡咬合（フルバランスドオクルージョン）が付与された最終完成義歯

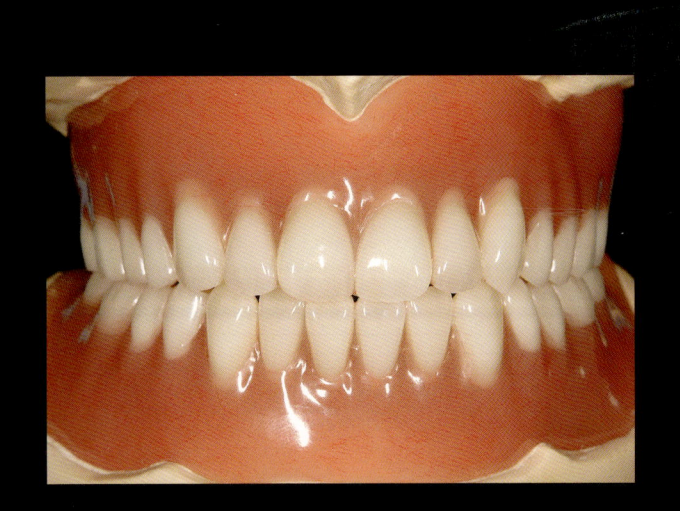

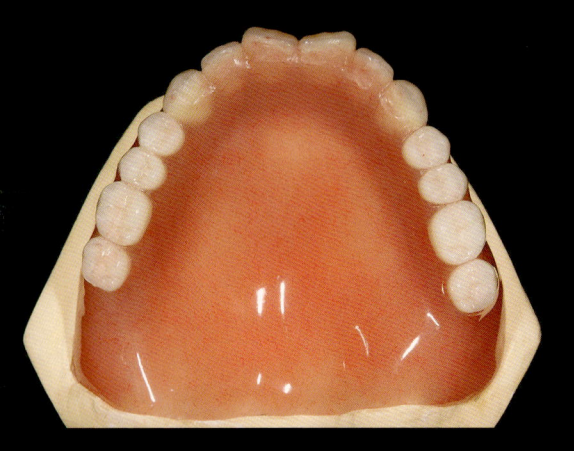

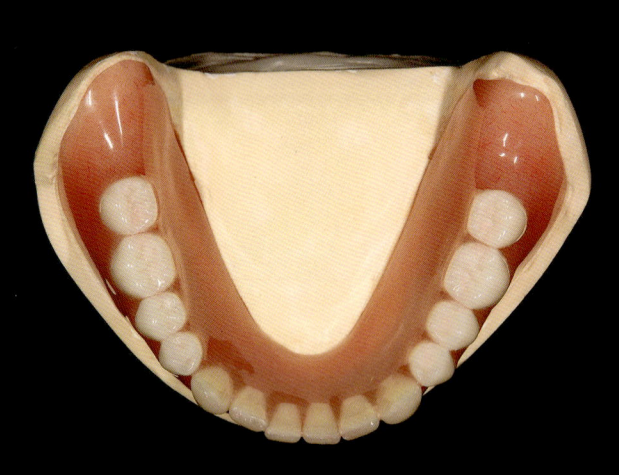

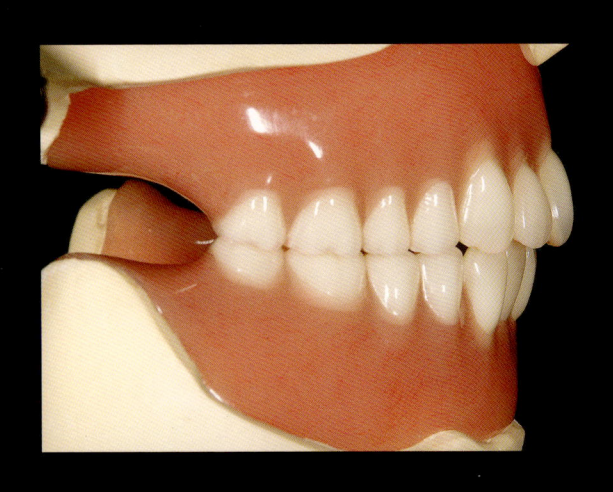

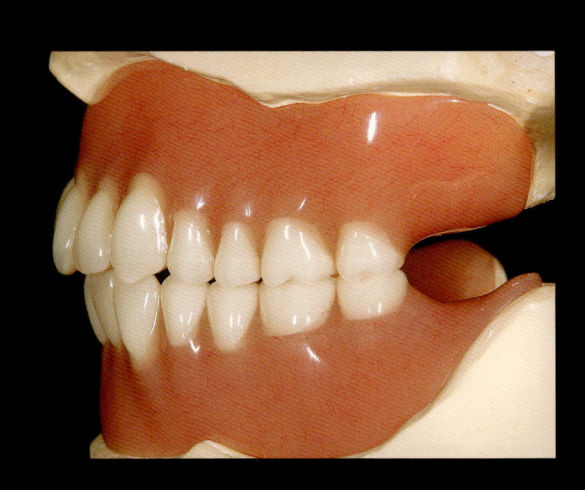

6 咬合調整—義歯の完成

訪問診療に思うこと

「寝たきりは、寝かせきり」と言われますが、寝かせきりにするのも、口から食べさせなくするのも現代の医療の仕業です。さあ、そこで訪問歯科診療が避けられなくなりました。しかし、元来、歯科の処置はベッドサイドでできるものではありません。たとえば、義歯の印象ひとつをとってみても、しっかりした意識で口を開けていただかなければ難しく、しかも危険をともないます。外科処置はなおさらです。われわれ歯科医師がベッドサイドでできること、不可能なことについて、有識者の意見を集めて明確に示していただく必要があります。しかし、しなければいけないことはほとんど無限にあります。口腔衛生はほんの入り口に過ぎません。座って口から食べるようになれば、そもそも寝たきりでなくなるのです。

ところが実際はどうでしょう？ 訪問歯科の業者が競うように高齢者施設に歯科医師を送り込んでいますが、その訪問診療の実態には厳しい目が向けられつつあります。

今、まさに歯科医師の良心が問われているのです。

参考文献

1. 上濱正, 阿部伸一, 土田将広(著). 今後の難症例を解決する総義歯補綴臨床のナビゲーション. 東京：クインテッセンス出版, 2012.
2. 上濱正. 月刊 上濱正―有床義歯治療の新たなるプロトコール―. 東京：デンタルダイヤモンド, 2010.
3. 津留宏道, 西浦恂, 根本一男, 平沼謙二, 松本直之(編). コンプリートデンチャーテクニック 第3版. 東京：医歯薬出版, 1986.
4. 林都志夫(編), 林都志夫, 平沼謙二, 根本一男, 松本直之, 山縣健佑, 長尾正憲(著). 全部床義歯補綴学 第3版. 東京：医歯薬出版, 1993.
5. 宮内泰雄, 渡邉武之, 西辻直之, 小枝義典, 簫正竹, 杉山哲也, 尾松素樹, 櫻井薫, 溝上隆男. 半調節性咬合器上に記録された前方顆路傾斜に関する調査(第1報). 歯科學報 1997；97(1)：71‐81.
6. 早川巌. コンプリートデンチャーの理論と臨床. 東京：クインテッセンス出版, 1995.
7. 松下寛. これならできる明快総義歯作り. 東京：砂書房, 2003.
8. Zarb GA, Bolender CL, Eckert SE, Jacob RF, Fenton AH, Mericske-Stern R(編著), 田中久敏, 古谷野潔, 市川哲雄(監訳). バウチャー無歯顎患者の補綴治療 原著第12版. 東京：医歯薬出版, 2008.
9. 細山愃(監修), 小髙一真, 佐藤孝弘, 篠原俊介, 武井賢郎, 細山愃, 村田雅史(著). 再修復デンチャーテクニック. 東京：クインテッセンス出版, 2011.
10. 阿部二郎. 月刊 阿部二郎―下顎総義歯吸着までの道のり―. 東京：デンタルダイヤモンド, 2007.
11. 阿部二郎, 小久保京子, 佐藤幸司. 下顎吸着義歯とBPSパーフェクトマニュアル. 東京：クインテッセンス出版, 2011.
12. 田中貴信, 早川巌, 渡邉誠, 長岡英一. カラーアトラス ハンドブック 有床義歯臨床ヒント集. 東京：クインテッセンス出版, 2004.
13. 保母須弥也(編), 保母須弥也, 髙山寿夫, 波多野泰夫(著). 新編 咬合学事典. 東京：クインテッセンス出版, 1998.
14. 西日本新聞社「食くらし」取材班. 食卓の向こう側〈第13部〉命の入り口 心の出口. 福岡：西日本新聞社, 2010.
15. 松下寛. これならできる明快総義歯作り―効率化を目指した総義歯規格作製法. 東京：砂書房, 2003.
16. 水口俊介, 飼馬祥頼. 写真でマスターするきちんと確実にできる全部床義歯の印象. 東京：ヒョーロンパブリッシャーズ, 2011.
17. 加藤武彦. 治療用義歯を応用した総義歯の臨床―いま総義歯に求められるもの. 東京：医歯薬出版, 2002.
18. 加藤武彦, 田中五郎, 黒岩恭子(編). 食べられる口づくり 口腔ケア＆義歯. 東京：医歯薬出版, 2007.
19. 櫻井薫(企画編集／著), 宮地建夫, 鈴木尚(企画協力). 目で見る総義歯臨床. 京都：永末書店, 2011.
20. 加藤武彦(監／編), 三木逸郎, 田中五郎(編). 総義歯難症例への対応 ニュートラルゾーン理論によるデンチャースペース義歯. 東京：デンタルダイヤモンド, 2009.
21. 村岡秀明. 村岡秀明の総義歯臨床図鑑. 東京：デンタルダイヤモンド, 2002.
22. 村岡秀明. 村岡秀明の総義歯咬合採得咬合調整. 東京：デンタルダイヤモンド, 2003.
23. 阿部晴彦. 診査・診断に基づく総義歯の臨床. 東京：クインテッセンス出版, 2009.

著者紹介

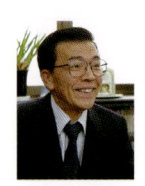

河原英雄
（かわはら・ひでお）

医学博士。1941年福岡県に生まれる。1967年九州歯科大学を卒業。翌年、福岡市にて河原英雄歯科医院を開業。2002年、大分県佐伯市にて歯科河原英雄医院（完全保険医）を開業。奥羽大学歯学部客員教授・九州大学歯学部臨床教授・日本審美歯科協会会長・日本顎咬合学会会長などを歴任。著書に『デンタルイマジネーション』『家庭の歯学』『歯科開業学──親父の小言』（いずれもクインテッセンス出版刊）などがある。

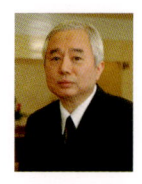

松岡金次
（まつおか・きんじ）

歯科技工士。福岡県出身。1973年九州歯科技工士学校を卒業。同年花田歯科医院（香椎）に勤務。1976年セラミック・デンタル・井川に入社。1979年IDA研修を受講。1996年セラミック・デンタル・井川を退社。1997年ヴィーナス・デンタルを開業。2000年クワタ・カレッジ研修を受講。日本歯科技工士会会員・日本顎咬合学会会員。

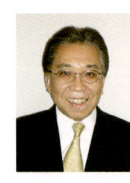

河原昌二
（かわはら・しょうじ）

医学博士。1980年東北歯科大学（現奥羽大学歯学部）卒業。1984年福岡県福岡市にて河原昌二歯科医院開設。1991年医学博士号取得（久留米大学医学部第2解剖学）。日本顎咬合学会指導医、日本審美歯科協会会員、日本口腔インプラント学会会員、日本歯周病学会会員、AAP会員

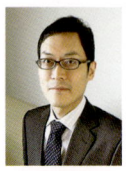

須呂剛士
（すろ・つよし）

歯学博士。1994年九州大学歯学部卒業。2004年大分県佐伯市にて、やよい歯科医院開設。2012年日本大学松戸歯学部生化学・分子生物学講座にて歯学博士号取得。日本顎咬合学会認定医、日本審美歯科協会会員、UCLA-Kawazu Dental Study Club 会員、福岡豊歯会会員、経基臨塾会員、AAP会員

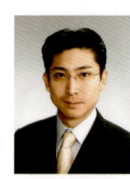

河原太郎
（かわはら・たろう）

医学博士。1998年奥羽大学歯学部卒業。同年、佐藤歯科医院（福岡県うきは市）勤務後、ミナミ歯科クリニック（大阪府）勤務。2002年福岡市にて歯科河原英雄医院親子継承開業。2005年久留米大学第二解剖学にて医学博士取得。日本顎咬合学会認定医、日本審美歯科協会会員、UCLA-Kawazu Dental Study Club 会員、福岡豊歯会会員、経基臨塾会員

製作協力　神宮雅志（しんぐう・まさし）／株式会社ギコウ

QUINTESSENCE PUBLISHING 日本

箸の文化に適応した、前歯で噛み切れる
保険総義歯のススメ

2013年4月10日　第1版第1刷発行
2022年7月15日　第1版第5刷発行

著　者　河原英雄／松岡金次／河原昌二／須呂剛士／河原太郎

発行人　北峯康充

発行所　クインテッセンス出版株式会社
　　　　東京都文京区本郷3丁目2番6号　〒113-0033
　　　　クイントハウスビル　電話(03)5842-2270(代表)
　　　　　　　　　　　　　　　　(03)5842-2272(営業部)
　　　　　　　　　　　　　　　　(03)5842-2277(QDT編集部)
　　　　web page address　https://www.quint-j.co.jp

印刷・製本　サン美術印刷株式会社

©2013　クインテッセンス出版株式会社　　禁無断転載・複写
Printed in Japan　　　　　　　　　　　　落丁本・乱丁本はお取り替えします
ISBN978-4-7812-0313-3　C3047　　　　　定価はカバーに表示してあります